人工呼吸ケア
はじめの一歩

編著
坂木孝輔

医学監修
齋藤敬太

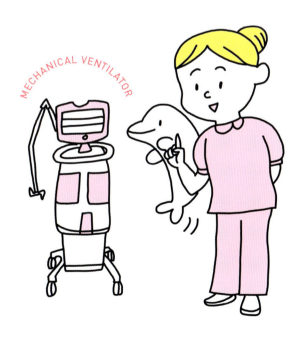

照林社

■編集

坂木孝輔　　東京慈恵会医科大学附属病院看護部／急性・重症患者看護専門看護師

■医学監修

齋藤敬太　　東京慈恵会医科大学附属病院集中治療部 診療副部長

■執筆（五十音順）

大友千夏子　東京慈恵会医科大学附属病院看護部
川澄大祐　　東京慈恵会医科大学附属病院看護部
河辺壮太　　東京慈恵会医科大学附属病院看護部
児島徹　　　東京慈恵会医科大学附属病院臨床工学部
齋藤由佳　　東京慈恵会医科大学附属病院看護部
坂木孝輔　　東京慈恵会医科大学附属病院看護部／急性・重症患者看護専門看護師
山口庸子　　東京慈恵会医科大学附属病院看護部／急性・重症患者看護専門看護師

はじめに

　私たち人間は、外界から酸素と栄養素を摂取し、消化吸収してエネルギーとし、不要なものを排泄することで生命活動を営んでいます。このプロセスには呼吸が不可欠で、不十分な場合にはサポートが必要です。

　人工呼吸器のサポートにより、多くの患者さんが救われています。一方で、使い方次第で患者さんの予後に大きな影響があるため、その重責から、人工呼吸器に対して苦手意識をもつ医療者も少なくありません。

　近年、これまでICUで管理されていた術直後の患者さんや、重症の患者さんが一般病棟に入ることが増えてきています。つまり病棟看護師も「ひととおり人工呼吸ケアを実施できる」ことが求められる時代となったのです。そこで、本書は人工呼吸器に不慣れな病棟看護師の不安感を払拭できるよう、「流れに沿って」「臨床で大事なポイントだけを簡単に」まとめた入門書として企画しました。

　本書をまとめるにあたって、現場の看護師とディスカッションを重ねました。自分が初学者のころ、参考書を調べたり、先輩に聞いてもわからなかったことや、これまでに患者さんから教えていただいたことなど、できるだけ具体的な内容を盛り込んでいきました。

　呼吸生理の基礎やグラフィックの見方から、人工呼吸器を必要とする患者さんの記憶へのアプローチなど、病棟看護師はもちろん、ICU看護師の皆さんにも役立てていただける内容を盛り込めたのではないかと思います。

　本書を手に取ることで、人工呼吸器への苦手意識が少しでも減り、ベッドサイドで患者さんを援助していくための、はじめの一歩を踏み出すお手伝いができましたら幸いです。

　最後になりましたが、新人のころからあたたかくご指導くださっている齋藤敬太先生、そして素晴らしい原稿を書いてくれた仲間たちに心から感謝いたします。

2019年12月

坂木孝輔

人工呼吸ケア はじめの一歩 CONTENTS

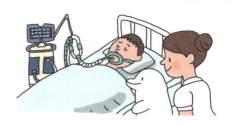

口絵　人工呼吸器「導入〜離脱」の一般的な流れと看護 ……………………… vi
　　　人工呼吸器の構成と回路の概要 …………………………………………… viii

part 1　人工呼吸の基礎知識

まずはおさらい！　呼吸の生理　……………………………… 坂木孝輔　2
1　呼吸によって約6L/分の空気が肺を出入りする ………………………… 2
2　呼吸器系は「気道」と「肺」からなる ……………………………………… 4
3　肺があるのは「胸腔」という密閉された空間 ……………………………… 8
4　呼吸の最大の目的は「酸素を取り込むこと」……………………………… 10
5　呼吸のプロセスは「換気」「拡散」「ガス運搬」の3つ ………………… 11

ざっくり知ろう！　人工呼吸器のしくみ　………………… 坂木孝輔　16
1　人工呼吸器は「陽圧」で空気を押し込む器械 …………………………… 16
2　人工呼吸器は、駆動源、本体、回路からなる …………………………… 18
3　換気モードの選択基準は「自発呼吸を生かすかどうか」……………… 22
4　換気モードと「送気方法」はセットで考える ……………………………… 24
5　人工呼吸器には、弊害もある ……………………………………………… 27

part 2　人工呼吸器装着前のケア

これでカンペキ！　設置〜開始の手順　………………… 大友千夏子　30
1　人員・情報・物品・薬剤を準備する ……………………………………… 30
2　気管挿管の介助は、あせらず、手早く、正確に ………………………… 34
3　固定前に「挿管チューブの位置確認」を行う ……………………………… 38
4　位置が確認できたら「チューブの固定」に進む …………………………… 39

なるほどナットク！　画面の見かた　　児島徹　44
1. 画面は「実測値」「グラフィック」「設定値」が出る　44
2. どうサポートするかは「設定画面」で見る　48
3. 代表的な機種のモード・設定を整理して理解しよう　56

どうすればいい？　患者と家族への説明と支援　　齋藤由佳　58
1. 人工呼吸器装着前に患者の意志決定を支援する　58

part 3　人工呼吸器装着中のケア

何に注意すればいい？　人工呼吸器使用中の点検　　児島徹　64
1. 使用中の点検には、チェック表を用いる　64

何に注意すればいい？　実施中の管理のポイント　　大友千夏子　69
1. 患者状態の確認（視診・聴診）は必ず行う　69
2. カフ圧は、ケア実施時に必ず確認する　70
3. 「なぜその設定か」を知ってケアする　71
4. アラームが鳴ったら、ベッドサイドに行く　74
5. 人工呼吸器による全身への影響を理解する　75
6. トラブルシューティング：対応の基本を理解する　79

何を、どう見る？　グラフィックによる異常の見かた　　児島徹　82
1. グラフィックは、患者状態をリアルタイムで示すもの　82
2. ループについてもおさえておこう　87

どう行う？ アセスメントとケア①　呼吸のアセスメント　　山口庸子　89
1. 呼吸のアセスメントは「視診→触診→聴診」の順で　89
2. モニタリングと検査をアセスメントに活用する　96
3. 迅速な対応が必要な「見逃せない症状」を理解する　99

どう行う？ アセスメントとケア②　体位変換　　山口庸子　100
1. 体位変換は、ルーチンで行うケアではない　100
2. 安全・安楽な体位変換のため、正しい方法を理解する　101

どう行う? アセスメントとケア③　気管吸引　　　　　山口庸子　103
1. 気管吸引は、「痰があるとアセスメントしたとき」に行う　103
2. 吸引方法には「開放式」と「閉鎖式」の2種類がある　104

どう行う? アセスメントとケア④　口腔ケア　　　　　山口庸子　110
1. 口腔ケアの目的は感染予防、口腔機能の維持、爽快感　110
2. 口腔ケアは「少なくとも1日2回」行う必要がある　111
3. 口腔ケアは「吸引しながらプラークを除去」がコツ　111

どう行う? アセスメントとケア⑤　チューブの留め直し　　　　　山口庸子　114
1. 留め直しのタイミングは、テープか固定具かで異なる　114
2. 留め直しの際は「計画外抜去」対策を十分に行う　115
3. 男性患者に対しては「髭」への配慮も重要　115

1日も早い抜管を目指す!　ABCDEFバンドル　　　　　坂木孝輔　118
1. 有効なケアを「束」で行い、負のサイクルを打破する　118
2. A：鎮痛の査定・予防・管理　121
3. B：SATとSBTを実施する　124
4. C：鎮痛薬や鎮静薬を選択する　124
5. D：せん妄の査定・予防・管理　128
6. E：早期モビライゼーションと運動療法　132
7. F：家族の関与とその機能の促進　134

どうすればいい?　患者の苦痛への対応　　　　　坂木孝輔　136
1. 人工呼吸器装着中の患者はさまざまな苦痛を抱える　136
2. 「口渇」を軽視してはいけない　138
3. 「コミュニケーション」は分解して考える　140

part 4　ウィーニングから抜管までのケア

どう進めればいい?　ウィーニングの実際　　　　　川澄大祐　146
1. ウィーニングは、人工呼吸器離脱に向けたプロセス　146
2. ウィーニングプロトコルは「離脱の流れ」を示すもの　149

どう進めればいい？　抜管とその後の観察 ……河辺壮太　152
1. 抜管を進めるときは、再挿管のリスクを念頭に置く ……152
2. 抜管後は呼吸状態の観察・介入を行う（再挿管の判断） ……155

看護師は、どうかかわる？　患者の記憶とその整理 ……坂木孝輔　160
1. 人工呼吸器装着患者の記憶は3種類に分けられる ……160
2. 妄想的記憶は、退院後も患者を苦しめる ……161

こんなとき、どうなる？　ウィーニングできないとき ……山口庸子　164
1. 長期人工呼吸が予測されたら「気管切開」を検討する ……164
2. ウィーニングできなくても気管切開しない場合もある ……166
3. 気管切開後、人工呼吸器を装着したまま退院するとき ……168

資料　おさえておきたい「肺機能検査」の理解 ……170
　　　　おさえておきたい「人工呼吸ケア」に関する略語 ……172

索引 ……178

Column「教えて！」
- 浅く速い呼吸より、深くゆっくりとした呼吸を促すのは、なぜ？ ……17
- SpO_2 100％だと、何が悪いの？ ……28
- 「挿管できない」と判断されたときは、どう対応するの？ ……33
- SPONTとCPAPはどう違う？ ……50
- ずっとPEEPをかけ続けるモードがCPAPなの？ ……54
- 陽圧換気の弊害って、何？ ……57
- 痰はすべて除去すべきなの？ ……106
- BPSやCPOTは、ICU以外でも役立つ？ ……122
- 鎮痛は、鎮静薬を減らすためだけに推奨されているの？ ……124
- ICU-AWって何？ ……135
- 換気が悪いときは、どう対応する？ ……144
- 酸素化が悪いときは、どう対応する？ ……157
- 腹臥位って？ ……169

装丁：ビーワークス
本文デザイン：森田千秋（Q design）
DTP制作：トライ
カバー・本文イラスト：かたおか朋子

人工呼吸器「導入〜離脱」の一般的な流れ

導入基準に該当

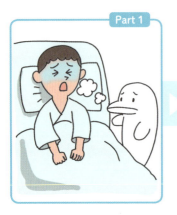

Part 1

- 低酸素血症、呼吸性アシドーシス、理学所見の異常などから判断される

治療方針の決定

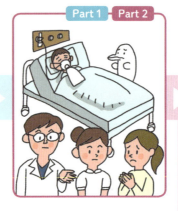

Part 1　Part 2

- 患者の病態理解
- 患者・家族の意思決定を支援

人工呼吸器導入準備

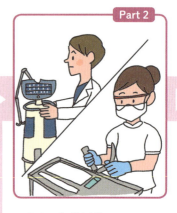

Part 2

- 基本は気管挿管
- 初期設定
- 家族への情報提供

導入しない場合は…

Part 2

- 状態悪化時を想定し、どのように対応するかを決定

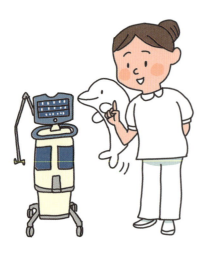

と看護

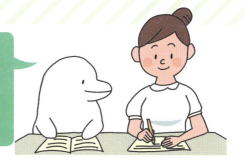

これから本書を読み進めていく前に、まずは人工呼吸療法を受けることになった患者に対する看護の流れをおさえておきましょう

人工呼吸管理の実施

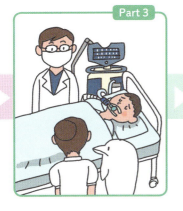

Part 3

- 点検・管理
- アセスメントとケア（体位交換、吸引、口腔ケア、チューブ管理、苦痛への対応）

ウィーニング

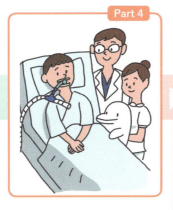

Part 4

- ABCDEFバンドル
- ウィーニングプロトコルに沿った対応

抜管

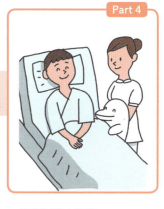

Part 4

- 抜管以降の観察
- 患者の記憶の整理

抜管困難な場合は…

Part 2

- 患者の病態などを総合的に判断し、以下のような対応をとる

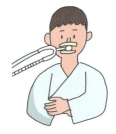
挿管の継続

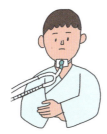
気管切開

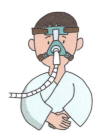
NPPV導入

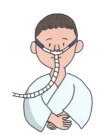
ネーザルハイフロー導入

人工呼吸器の構成と回路の概要

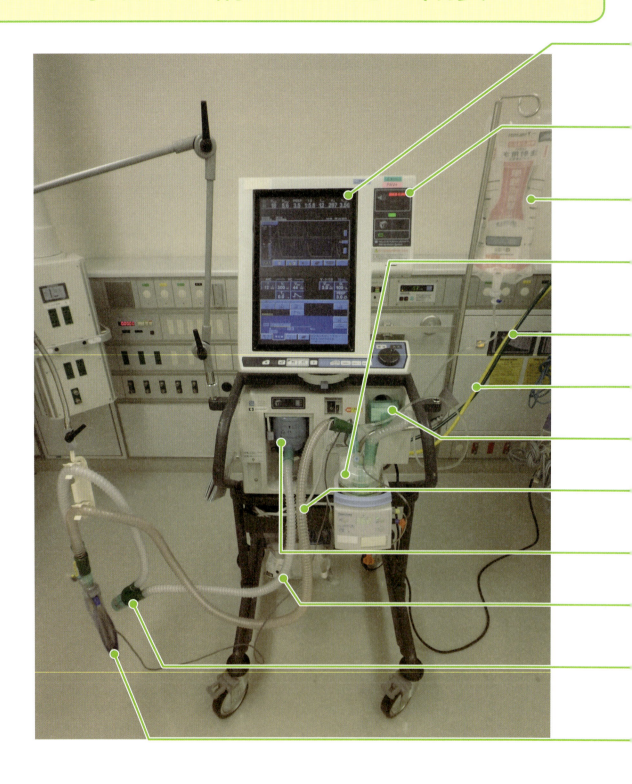

- モニター画面
  - タッチパネル式の機種が多い

- 動作状況表示
  - モニター画面に組み込まれている機種も多い

- 精製水（給水用）

- 加温加湿器

人工鼻を使う場合は不要

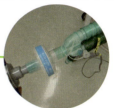

- 酸素

- 圧縮空気

- ホースアセンブリ

- 吸気フィルター

- 吸気回路

- 呼気フィルター

- 呼気回路

- ウォータートラップ
  - 水の貯留状況、水を捨てた後の接続状況に注意

熱線入りの回路を使う場合は不要

- テストラング
  - 人工呼吸器の動作確認をするときや、患者から外したときに使用

- 本書で紹介している治療・ケア方法などは、各執筆者が臨床例をもとに展開しています。実践により得られた方法を普遍化すべく努力しておりますが、万一本書の記載内容によって不測の事故等が起こった場合、著者、編者、医学監修者、出版社はその責を負いかねますことをご了承ください。なお、本書に掲載した写真は、臨床例のなかから、患者さん本人・ご家族の同意を得て使用しています。
- 本書に記載されている薬剤・機器等の選択・使用方法については、出版時最新のものです。ただし、人工呼吸器は種類が非常に多く、各病院によって使用している機種が異なる場合があること、また、旧来の機種を使用されている場合もあることから、使用等にあたっては取扱い説明書、薬剤においては添付文書を必ずご確認ください。

Part 1

人工呼吸の基礎知識

■ まずはおさらい！ ▶ **呼吸の生理**
■ ざっくり知ろう！ ▶ **人工呼吸器のしくみ**

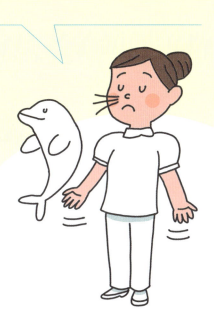

Part 1　人工呼吸の基礎知識

呼吸の生理

コレだけおさえよう！

- 人間が生きていくためには、常にエネルギーとして使われるATPを作り続ける必要がある
- 呼吸の目的は「ATPを産生するために酸素をミトコンドリアに届け、代謝物である二酸化炭素を体外に排泄すること」である
- 呼吸の目的を果たすためのプロセスは「換気」「拡散（酸素化）」「ガス運搬」の3つで説明できる

1　呼吸によって約6L/分の空気が肺を出入りする

　まず、私たちが普段は意識せずに行っている呼吸について、少し意識してみましょう。「厳密に」ではなく、ざっくりとおさえるのがコツです。
　私たちは、空気を、約1秒で吸い（吸息）、一瞬止まった後（吸気ポーズ）、約1秒で吐き（呼息）、少し休憩しています（休止期）図1。
　このサイクルを4～5秒程度で規則的に繰り返し、1分間に約12～15回、呼吸しているのです（呼吸回数）。

> **あわせて知りたい**
> 　私たちが吸っている空気には、酸素が21％含まれています。
> 　つまり、ふだんの呼吸における吸入酸素濃度は21％ということです。F_IO_2 21％または0.2|と表記します。

図1　吸気と呼気の割合を「ざっくりおさえる」

吸気		呼気	
吸って（吸息：1秒）	止めて（吸気ポーズ：0.2秒）	吐いて（呼息：1秒）	休む（休止期：1.8～2.8秒）

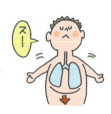
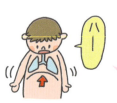

吸入酸素濃度（F_IO_2）：21％

呼吸回数：12～15回/分

2

■換気量は、体重と密接に関連している

1回に吸う息の量（一回換気量）は、体重1kgあたり約10mLです。つまり、体重60kgの患者なら、600mLです。

この患者の場合、1分間あたりの換気量（分時換気量）は、600mL/回×12〜15回＝7,200〜9,000mLなので、約8L/分の換気をしていることになります。

このうち、ガス交換に関与しない気道のスペース（解剖学的死腔）が150mLあるので、1分間あたりの有効な換気量（肺胞換気量）は、［600−150mL］×12〜15回＝5,400〜6,750mLとなり、約6Lになります 表1。

注意

肺のサイズは、実体重ではなく身長に比例します。ここでいう「体重」は、身長から計算する理想体重（身長^2×22で求める）です。

あわせて知りたい

一般的に、単に「換気量」というときは、1分間に吸って吐いた空気の量（分時換気量）のことをいいます。

■人工呼吸器は、あくまで呼吸をサポートするもの

もちろんこれは基本であって、意識的に呼吸を止めることも、深呼吸をして1回に3Lくらい吸うこともできます。

しかし、何らかの理由で呼吸が不十分になったときは、サポートが必要です。その方法の1つが人工呼吸器です。

つまり、人工呼吸器は、呼吸が不十分になった原因を治療するものではなく、あくまで呼吸をサポートする手段です。弊害もたくさんあります。人工呼吸器の勉強をする前に、正常な呼吸をおさらいしておきましょう。

あわせて知りたい

呼吸の目的は、酸素を肺で取り込み、細胞まで運んでATPを産生し、二酸化炭素（代謝物）を吐き出すことです。

ここをチェック

人工呼吸器を使用する目的は以下の3つです。
①換気の改善
②酸素化の改善
③呼吸仕事量の軽減

表1 換気量について「ざっくりおさえる」

項目	算出方法	体重60kgの場合
一回換気量 （1回あたりの換気量）	体重（kg）×10（mL）	600mL
分時換気量 （1分間あたりの換気量）	一回換気量×呼吸回数	約8L
死腔換気量 （解剖学的死腔）	150mL	150mL
肺胞換気量 （有効な換気量）	（一回換気量−死腔換気量）×呼吸回数	約6L

2 呼吸器系は「気道」と「肺」からなる

まず、酸素と二酸化炭素を交換する器官である呼吸器系の解剖からみていきます。

呼吸器系は、外気と肺を結ぶ気道と、ガス交換の場である肺（肺胞）からなります。なお、気道は、声門より上の上気道と、声門より下の下気道に分けられます。

■ 上気道は「鼻腔から声門まで」の空気の通り道

鼻から吸い込まれた空気は「鼻腔→咽頭→喉頭」の順に流れ下ります 図2 。

① 鼻腔

鼻腔は、異物を除去するフィルターとしての働きと、加温・加湿の働きをもちます。

鼻腔の入口近くに生えている鼻毛は、鼻腔に分泌される粘液と協力し、空気とともに吸い込まれるチリやホコリなどの異物を除去します。

また、鼻腔の奥には3つのヒダがあり、その隙間を空気が通り抜ける間に、効率よく加湿されるしくみになっています。

あわせて知りたい
鼻腔の奥にある3つのヒダ（上鼻甲介、中鼻甲介、下鼻甲介）の間を、それぞれ、上鼻道、中鼻道、下鼻道といいます。

② 咽頭

咽頭は、空気の通り道と、飲食物の通り道が合流する部分です。ワルダイエルの咽頭輪と呼ばれる4対のリンパ節（扁桃）が、咽頭を取り囲むように発達していて、外界からの微生物の侵入を阻止します。

あわせて知りたい
口蓋扁桃はいわゆる扁桃腺、咽頭扁桃はアデノイドとして有名な部分です。

③ 喉頭

喉頭は、喉頭蓋から気管までの部分です。ここで空気の通り道（気管）と、食物の通り道（食道）が分かれます。気管の入口には蓋のような軟骨（喉頭蓋）があり、飲食物を飲み込む（嚥下）ときに、閉じることで誤嚥を防いでいます。

喉頭には、発声器官という役割もあります。喉頭蓋の下内側にある声帯の間（声門）を空気が通るとき、声門が閉じた状態であれば、声帯が振動して音（喉頭原音）が出るのです。

ここをチェック
喉頭蓋は、嚥下時に「蓋が閉まる」のではなく、「気管を引き上げて閉じる」のが特徴です。

あわせて知りたい
喉頭原音は「ブー」という単純な音です。唇や舌など（構音器官）を動かして声帯から唇までの管（共鳴腔）の形を変化させ、共鳴させて言葉として口から発しています。

図2 上気道

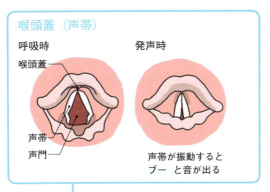

喉頭蓋（声帯）
呼吸時／発声時
喉頭蓋／声帯／声門
声帯が振動するとブーと音が出る

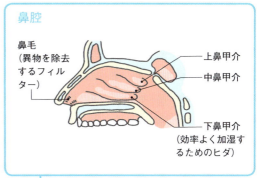

鼻腔
鼻毛（異物を除去するフィルター）
上鼻甲介／中鼻甲介／下鼻甲介（効率よく加湿するためのヒダ）

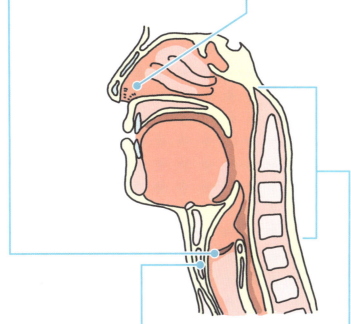

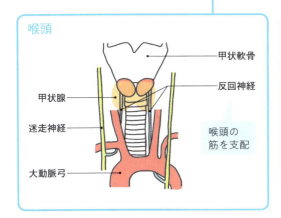

喉頭
甲状軟骨／反回神経／甲状腺／迷走神経／大動脈弓
喉頭の筋を支配

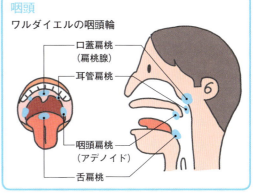

咽頭
ワルダイエルの咽頭輪
口蓋扁桃（扁桃腺）／耳管扁桃／咽頭扁桃（アデノイド）／舌扁桃

嚥下や発声を司る喉頭の筋肉は、反回神経が支配しています。反回神経は、気管と食道の間の溝を通って喉頭に到達するため、甲状腺の手術や大動脈瘤、食道がんなどで障害されると、嗄声（させい）が生じます。

■下気道は「声門から肺胞まで」の空気の通り道

　喉頭を通過した空気は、「気管→肺胞」の順に流れ下ります 図3 。

　下気道の特徴は、粘液が分泌されていることです。この粘液に吸着された微小な異物は、気道粘膜上皮に生えている線毛の運動によって喉頭へ送り出されます。これが痰です。

① 気管

　気管は、胸骨角（第二肋骨）の高さで、左右の主気管支に分岐します。肺内に入った左右の気管支は、右は3本、左は2本の葉気管支に分岐します。

　左右とも肺区域に向かう区域気管支に分かれてからも分岐を重ね、合計23回分岐して肺胞にたどり着きます。

注意
　心臓が左寄りにあるため、左気管支と比べて、右気管支は短く太く垂直に近くなっています。異物が右気管支に入りやすいのは、そのためです。

② 肺胞

　肺胞の周りには、肺毛細血管が網目のように分布しています。肺毛細血管は、表面積約100m²、長さ数百kmになるといわれ、酸素が最大限の効率で血液中に移動できるような構造になっています。

あわせて知りたい
　左右の肺には、合計3億個の肺胞があります。

■肺は気管支の分岐によって「肺葉」「肺区域」に分かれる

　肺は、気管支の分岐に対応して区分されます。

　葉気管支に対応した区分（表面からもわかる大きな区分）が肺葉です。右は3葉（上、中、下葉）、左は2葉（上、下葉）に分けられます。

　区域気管支に対応した区分が、肺区域です。肺は、左は8区域、右は10区域に分けられ、S1からS3が上葉、S4とS5が中葉、残りのS6からS10が下葉です。これがわかると、X線やCTを見るときや、聴診、体位ドレナージのときに役立ちます。

　肺は、呼吸のために膨らんだり縮んだりしますが、肺自体に筋肉があって動いているわけではありません。では、どのようなしくみで呼吸しているのでしょう。

あわせて知りたい
　上葉の上端部が肺尖部、下葉の底部（横隔膜に乗った底部）が肺底部です。

あわせて知りたい
　左肺の区域が少ないのは、心臓がやや左寄りなので、少し小さいためです。そのため左の肺区域には、融合(S1+2)や欠番(S7)があります。

　なお、左肺のS4とS5は、上葉の「舌区」に該当します。

図3 下気道と肺

肺葉と肺区域

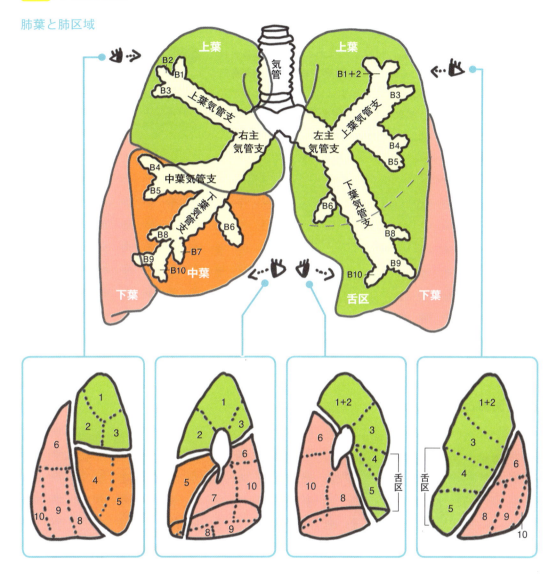

肺は6億個の肺胞からなる

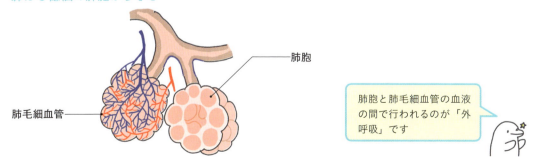

肺胞と肺毛細血管の血液の間で行われるのが「外呼吸」です

3 肺があるのは「胸腔」という密閉された空間

　肺は、胸腔（胸骨、胸椎、肋骨で囲まれた胸郭のなか）にあります 図4 。肋骨の間には肋間筋、底面には横隔膜（ドーム状の筋肉の膜）があります。
　肺表面は臓側胸膜、胸郭内面は壁側胸膜に被われています。2枚の胸膜の間（胸膜腔）は常に陰圧で、ごく少量の間質液を介して吸い付くように接しているため、肺は滑らかに動けるのです。

> **あわせて知りたい**
> 胸腔内の、左右の肺に挟まれた中央部分を縦隔といいます。
> 縦隔には、心臓と大血管、気管、食道があります。

■胸腔内の陰圧が大きくなると、肺が広がって吸気が起こる

　呼吸は「ガラス瓶と風船」に例えられます 図5 。
　横隔膜が、呼吸中枢からの刺激を受けて収縮する（ぐっと下がる）と、胸腔内の陰圧が大きくなります。そうすると、空気が肺内に流れ込み、吸息が生じます。
　その後、収縮していた横隔膜が緩むと、肺は自らの弾性で縮み、受動的に呼息が行われます。
　これが、普段私たちがしている呼吸運動です。

> **注意**
> 「空気が入ってくる動きに応じて肺が膨らむ」訳ではありません。
> 「横隔膜を下げて胸腔内の陰圧が大きくなると、肺が拡張するので空気が入ってくる」のです。

図4 胸郭と胸腔

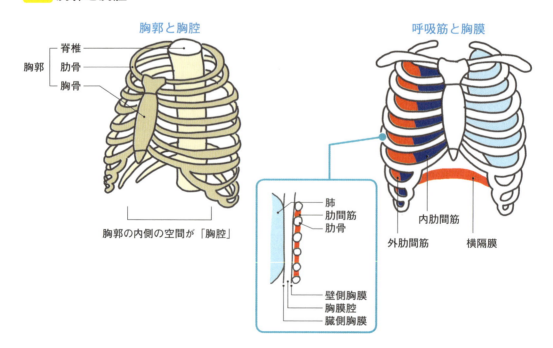

図5 呼吸運動

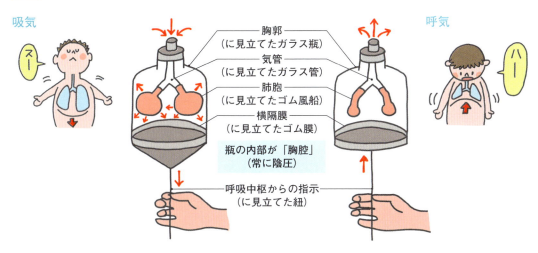

底部のゴムを下に引っ張ると、瓶内の容積は増える
→瓶は密閉されていて空気が流入しないため、内部が陰圧になる
→増えた容積分だけ、ガラス管から外の空気が風船に流入し、風船が膨らむ

 ワンポイントアドバイス

胸腔が広がれば広がるほど、内部の陰圧は高くなる

呼気時であっても、胸腔内は常に陰圧（大気圧より低い圧）です。吸気を起こすために横隔膜が収縮して胸腔が広くなると「陰圧がより高くなって吸気が流入する」というのが呼吸運動のしくみです。

胸腔が広がれば広がるほど内部の陰圧は高くなるため、吸気時には胸郭自体も拡大し、より効率よく肺胞に空気を取り込もうとしているのです。

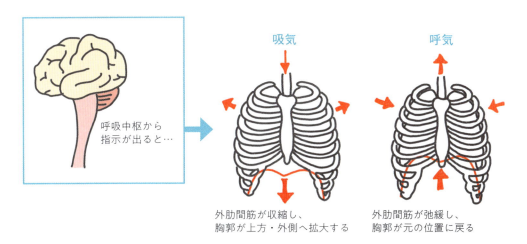

4 呼吸の最大の目的は「酸素を取り込むこと」

次は呼吸の生理学についてざっくり押さえていきましょう。この辺の基礎が何となくわかっていると、この後の人工呼吸器についての理解が深まります。

では、改めて「呼吸をする目的は何か」を考えるところからはじめましょう。

■酸素を体内に蓄えることはできない

私たちは生きていくために、エネルギーとして使われるATPを必要としています。ATPは、細胞内のミトコンドリアという場所で、栄養を分解する反応（解糖系・TCAサイクル・電子伝達系の反応）を経て産生されます。この反応に酸素が必要なのです。

栄養は体に蓄えられるので、少し断食しても死にはしません。しかし、酸素を体に蓄えることはできないため、体外から取り込まなければ数分で死んでしまいます。この酸素を取り込むしくみが呼吸です。

> **ここをチェック**
> ATP（adenosine triphosphate：アデノシン三リン酸）は、細胞の機能を維持したり、代謝を促進したり、筋肉を動かしたりするために必要です。
> 酸素がないと、効率的にATPを産生できなくなり、細胞が機能せず、臓器障害を起こし、最終的には死んでしまいます。

■二酸化炭素を適切に排出することも大切

酸素を用いてATPを産生すると、副産物として二酸化炭素が発生します。呼吸には、二酸化炭素がたまって酸塩基平衡が崩れてしまわないよう、体外へ排出する役割もあります。

つまり、呼吸の目的は「ATPを産生するために酸素をミトコンドリアに届け、代謝物である二酸化炭素を体外に排出すること」といえます。この後に細かい数字も出てきますが、全部を覚えなくても大きな問題はありません。この概念を理解しましょう。

> ミトコンドリアでは、1分子のグルコース（$C_6H_{12}O$）から、酸素（O_2）を使って、ATP 38分子が産生されます

5 呼吸のプロセスは「換気」「拡散」「ガス運搬」の3つ

呼吸の目的を果たすためのプロセスは、少し複雑です。そのため、以下の3つの役割に分けて考えるとわかりやすいと思います。

それが、**換気**（空気の出し入れ）、**拡散**（肺胞でのガス交換）、**ガス運搬**（血流による酸素・二酸化炭素の運搬）です。

ちなみに臨床でよくいわれる**酸素化**は、この「拡散」の指標として使用されています。

> **ここをチェック**
> 換気、拡散、ガス運搬は、以下の図をイメージするとわかりやすいです。
>
> 気道 ― 換気
> 肺胞
> 肺毛細血管 ― 拡散／ガス運搬

■ 換気は「空気の出し入れ」のこと

換気は「空気を気道や肺胞の内外に出し入れすること」とざっくりまとめられます。

換気は、呼吸中枢からの刺激で、横隔膜や外肋間筋が収縮し、胸郭が広がることで胸腔内が陰圧になり、肺が膨らんで、空気が気道や肺胞に流入する、といった流れで行われています 図6 。

図6 換気のしくみ

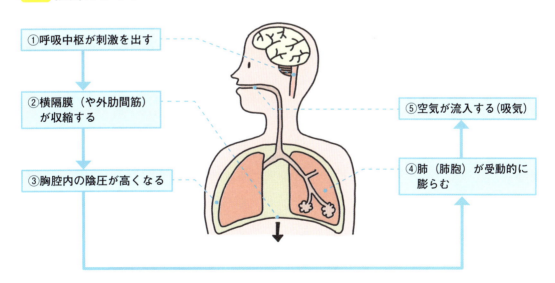

① 呼吸中枢が刺激を出す
② 横隔膜（や外肋間筋）が収縮する
③ 胸腔内の陰圧が高くなる
④ 肺（肺胞）が受動的に膨らむ
⑤ 空気が流入する（吸気）

① 換気の指標は二酸化炭素分圧（PaCO₂）

「換気がうまくできているか」は「二酸化炭素がきちんと排出されているか」で判断します。

この指標となるのが動脈血の二酸化炭素分圧（**PaCO₂**）です。

PaCO₂が上昇していたら換気に問題がある（**換気障害**）と考えます。では、PaCO₂はどんなときに上昇するのでしょうか。

> **あわせて知りたい**
> 二酸化炭素は「酸素の約20倍拡散しやすい」のが特徴です。換気さえできていれば出ていくし、できていなければ溜まるだけ、とシンプルなので、換気の指標として用いられるのです。

② PaCO₂は「CO₂産生量」「肺胞換気量」によって決まる

PaCO₂は、CO₂産生量が増えたり、肺胞換気量が減ったりすると上昇します 。

CO₂産生量は感染症や術後侵襲、運動や痛み、不安などで増加します。

肺胞換気量は「（一回換気量－死腔換気量）×呼吸数」で求められます →p.3。つまり、肺胞換気量が減るのは、一回換気量や呼吸数が下がる場合、死腔が増えた場合です。

> **ここをチェック**
> CO₂産生量は、体温が1℃上昇すると約13%増加するといわれています。

■ 拡散は「ガス交換」に使われている作用のこと

拡散は、粒子が「濃度の高いほうから低いほうへ広がって均一になろうとする作用」です。肺胞での**ガス交換**に利用されている作用です 。

図7 PaCO₂を規定する因子

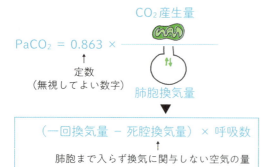

図8 拡散（ガス交換）のしくみ

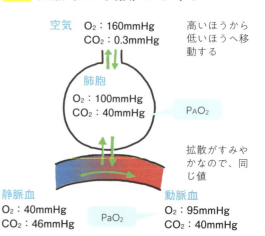

肺胞内の空気は、薄い肺胞上皮細胞1層を隔てて肺毛細血管と接しています。

酸素分圧は「肺胞内＞毛細血管内」なので、肺胞から肺毛細血管へと酸素が拡散します。

二酸化炭素分圧はその逆で、肺毛細血管から肺胞へ拡散するため、ガス交換ができるのです。

> **注意**
> 酸素分圧は「酸素の圧力」です。酸素濃度（大気中の酸素の割合）とは違います。
> 分圧の単位は2種類（TorrとmmHg）ありますが、本書ではmmHgで統一しています（Torr≒mmHgです）。

① 拡散の指標は「酸素分圧の差（A-aDO₂）」

拡散の状態を知りたいときは、二酸化炭素より拡散しにくい酸素の拡散能（**酸素化**）に注目します。

酸素化は、肺胞気の酸素分圧（P_AO_2）と、動脈血の酸素分圧（PaO_2）の差、すなわち $A\text{-}aDO_2$ から知ることができます 図9。

$A\text{-}aDO_2$ が小さいほど、肺胞内と動脈血内の酸素分圧の差が少なく、十分に酸素を拡散している（酸素化がよい）ということになります。

酸素投与なしの場合、$A\text{-}aDO_2$ の基準値は「年齢×0.3以下」ですが、F_IO_2（吸入酸素濃度）によって基準値が変わることに注意が必要です。

> **あわせて知りたい**
> 「$PaCO_2÷0.8$」で使われた酸素の分圧がわかるのは、酸素（O_2）と二酸化炭素（CO_2）の交換比率（呼吸商）が1：0.8だからです。
> ちなみに糖を分解してATPを作るときの呼吸商は1：1です（6分子のO_2を使って6分子のCO_2と水ができる）。脂質やタンパク質の代謝は少し効率が悪いので、呼吸商1：0.8程度といわれています。

② 酸素投与時には「P/F比」が拡散の指標となる

$A\text{-}aDO_2$ は F_IO_2 によって基準値が変化してしまうため、酸素投与を行っている患者に対しては、**P/F比**（ピーエフヒ）を酸素化の指標とすることが多いです 図10。

P/F比が300を切ったら、**酸素化不良**と考えます。

図9 酸素化の指標（酸素投与なし）

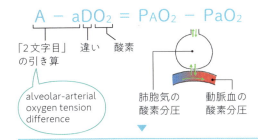

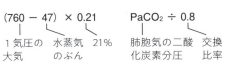

図10 酸素化の指標（酸素投与時）

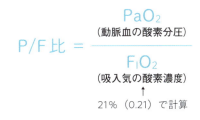

> P/F比300以下は「酸素化不良」と判断されます

酸素化が悪化する主な原因は、肺胞低換気、シャント、拡散障害、換気血流比不均衡（$\dot{V}/\dot{Q}$ミスマッチ）の4つです 図11 。

■ ガス運搬は「血流による酸素・二酸化炭素の運搬」

呼吸によって体内に取り入れられた酸素は、血液に乗って細胞まで届けられます（二酸化炭素はその逆で、細胞から肺へ運ばれます）。この働きが ガス運搬 です 図12 。

呼吸の目的はミトコンドリアに酸素を届けることです。そこで重要なのが、SpO_2、ヘモグロビン、心拍出量です。

① SpO_2は動脈血に含まれる「ヘモグロビンと結合した酸素の割合」を示す指標

酸素がきちんと細胞に届いているかを知るためには、まず、血液中にどれだけ酸素が含まれているかを知る必要があります。その際に役立つ指標が SpO_2（経皮的動脈血酸素飽和度）です。

SpO_2は、経皮的に動脈血のヘモグロビンと酸素が結合している 割合 をみるものです。しかし、SpO_2の値だけではガス運搬が正常かどうかはわかりません。

> **ここをチェック**
>
> SpO_2 100％のAさんと、SpO_2 90％のBさんでは、どちらが酸素を細胞に多く届けられるでしょうか？
>
> 答えは「情報が足りないから、わからない」です。「パルスオキシメーターをチェックすれば安心」とはいえないのです。

図11 酸素化が悪化する主な原因

肺胞低換気
- 換気障害に伴い、十分なガス交換ができない状態
- 酸素が不足して二酸化炭素が蓄積する

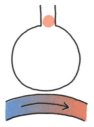

シャント
- ガス交換されない血流
- 肺胞虚脱（無気肺）やファロー四徴症などで生じる

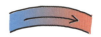

拡散障害
- 酸素の拡散過程（肺胞気から動脈血まで）の障害
- 間質性肺炎や肺線維症、肺水腫などで起こる

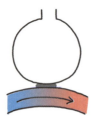

$\dot{V}/\dot{Q}$ミスマッチ
- 肺胞換気量と血流比の均衡が崩れた状態（換気血流比不均等）
- ARDSなどで、肺の重みがかかる背側に起こりやすい

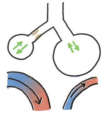

② 動脈血中の酸素の量（CaO_2）はSpO_2とヘモグロビンで決まる

　酸素は、血漿中にはほとんど溶けず、ヘモグロビンと結合して移動します。そのため、いくらSpO_2が高くても、ヘモグロビンが少なければ、届けられる酸素の量は減ってしまいます。

　この動脈血の酸素含有量がCaO_2です 図12-A 。CaO_2に大きく影響するのは、ヘモグロビンとSpO_2です。

> **あわせて知りたい**
> CaO_2の計算式 図12-A には3つの変数（ヘモグロビン、SpO_2、PaO_2）がありますが、PaO_2は係数が小さいことから、酸素含有量には、あまり影響しません。

③ 細胞に届く酸素の量（DO_2）はCaO_2と心拍出量で決まる

　いくら血液中に酸素が多くても、細胞に届く血液の量、つまり、心拍出量が少なければ、十分な酸素が組織に届きません。この酸素供給量がDO_2です 図12-B 。

　このように整理して考えてみると、「なぜSpO_2だけでは判断できないのか」がわかると思います。

　呼吸のアセスメントでは、SpO_2と併せて、ヘモグロビンと心拍出量をみていく必要があるのは、このためです。

（坂木孝輔）

> **注意**
> 心拍出量は「1分間に心臓が拍出する血液の量」です。つまり、心拍出量＝一回拍出量×心拍数で求められます。
> 　一般的に、一回拍出量は、前負荷が増加するほど、後負荷が減少するほど、心筋収縮力が強いほど、多くなります。

図12 ガス運搬の指標

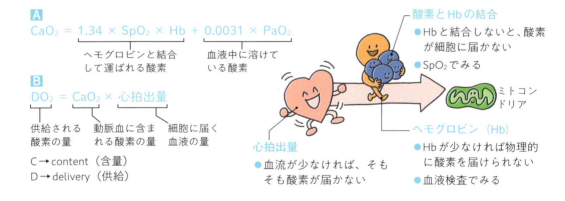

Part 1　人工呼吸の基礎知識

人工呼吸器のしくみ

 コレだけおさえよう!

- 人工呼吸器は「バッグ換気を器械に肩代わりしてもらうもの」である
- 人工呼吸器の基本構造は、駆動源、本体、回路、の3つである
- 人工呼吸器は、呼吸を補助する器械だが、全身に悪影響を及ぼす可能性があることも忘れない

1　人工呼吸器は「陽圧」で空気を送り込む器械

では、本題の人工呼吸器の話に入っていきます。

そもそも人工呼吸器は、どのような歴史を経て、現在の陽圧で空気を押し込む方式になったのでしょうか 図1 。

■ 初期は陰圧式の「鉄の肺」が主流

世界初の人工呼吸器は1838年に作られた陰圧式の呼吸器です。

1929年、電気式駆動が可能な陰圧式の人工呼吸器（通称：鉄の肺）が開発されました。大きな金属製の筒に、患者の首から下を密閉し、中を陰圧にして換気を補助する鉄の肺は、当時の人工呼吸器の主流でした。

1952年、コペンハーゲンで起きたポリオの大流行をきっかけに、大きな転換が起こります。

ポリオウィルスは、血流を介して中枢神経系に入り込み、呼吸筋麻痺→呼吸不全を引き起こすため、人工呼吸器は必須です。しかし、あまりに患者が増えすぎて鉄の肺が不足し、気管切開によるバッグ換気、すなわちバッグバルブマスクで空気を押し込む陽圧式の人工呼吸を行わざるを得なくなったのです。

 あわせて知りたい

陽圧式の人工呼吸器ができたのは1953年以降です。1800年代末、気管挿管や気管切開による気道確保が可能になり、陽圧換気を臨床に応用する試みが始まりました。しかし、陽圧換気による圧・量の制御はまだ困難で、気胸などの合併症が危惧されたため、すぐに実用化できなかったのです。

 ここをチェック

陰圧式は「胸腔内の陰圧を高めて吸気を起こす」ため、生理的な呼吸に近いです。しかし、陽圧式は「陽圧で吸気を強制的に押し込む」ため非生理的です。

陰圧で引っ張られて肺が膨らみ、吸気が生じる
＝
胸腔内は陰圧

陽圧で空気を押し込むため、肺は内から圧迫されて膨らむ
＝
胸腔内も陽圧になる

■陽圧式人工呼吸器は「バッグ換気」が進化したもの

ポリオ流行が落ち着いた後、興味深い研究結果が出ました。鉄の肺に入れた患者より、バッグ換気をされた患者のほうが、生存率が高く、後遺症も少なかったのです。

これをきっかけに、各国で次々と陽圧式の人工呼吸器が開発されました。

初期の陽圧式人工呼吸器は、モニターもアラームもなく、自発呼吸に同調もしない、「決められた最高気道内圧を強制的に送り込む」だけのものでした。そこから進化し続けているのが現在の人工呼吸器です。

図1 人工呼吸器の変遷

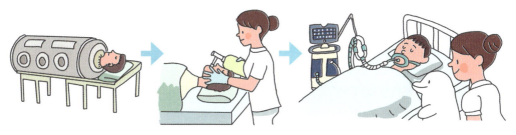

鉄の肺
(陰圧式人工呼吸器)

バッグ換気の再評価
(陽圧換気が主流に)

現代の人工呼吸器
(陽圧式人工呼吸器)

教えて！ 浅く速い呼吸より、深くゆっくりとした呼吸を促すのは、なぜ？

呼吸が苦しい患者さんに「大きくゆっくり呼吸してください」と促すのはなぜでしょう。これは、分時換気量と肺胞換気量の計算方法の違いがわかれば、理解できます。

例えば、一回換気量600mL・呼吸数15回のAさんと、一回換気量300mL・呼吸数30回のBさんについて考えてみましょう。

AさんもBさんも、分時換気量は9Lです。

しかし、肺胞内でガス交換できる空気（一回換気量−死腔換気量）は、Aさん450mL、Bさん150mLと大きく異なります。つまり、肺胞換気量はAさんで6.75L、Bさんで4.5Lと大きな差が生じます。

浅く速い呼吸より、深くゆっくりとした呼吸のほうが、効率がよいのです。　（坂木孝輔）

Aさん（一回換気量600mL、呼吸数15回/分）
→分時換気量：600mL × 15回/分 = 9,000mL（9L）
→肺胞換気量：(600 − 150mL) × 15回/分 = 6,750mL（6.75L）

Bさん（一回換気量300mL、呼吸数30回/分）
→分時換気量：300mL × 30回/分 = 9,000mL（9L）
→肺胞換気量：(300 − 150mL) × 30回/分 = 4,500mL（4.5L）

Part 1　人工呼吸の基礎知識

2　人工呼吸器は、駆動源、本体、回路からなる

　では、現在使われている基本的な人工呼吸器の構造をみていきましょう。人工呼吸器は、駆動源、本体（人工呼吸器本体）、回路（呼吸器回路）の3つから構成されます 図2 。

■「駆動源」は、人工呼吸器を動かすおおもと

　駆動源は、電源とガス源（酸素、圧縮空気）のことです。駆動源がないと、どんな最新式の人工呼吸器も、使い物になりません 図3 。

① 電源は、緑か赤のコンセントに接続する

　電源は、必ず、緑または赤コンセントに差し込まれていることを確認してください。
　これらのコンセントは、停電になると自動的に非常電源へ切り替わり、停電から復旧すると再び商用電源に切り替わる仕組みになっています。
　多くの人工呼吸器にはバッテリー機能がありますが、これは、主電源が遮断された際に電気を供給する補助的なものと心得てください。

② ガス源は、緑と黄のアウトレットに接続する

　ガスとは、酸素と空気（圧縮空気）のことです。
　人工呼吸器は、空気（酸素を21%含む）を酸素（100%酸素）をブレンダーで混ぜて必要な酸素濃度に調整し、患者に供給しています →p.20 。
　ガス源は、中央配管システムとなっています。壁などにあるアウトレット（供給ガス取り出し口）の、酸素（緑）と空気（黄）に接続します。

③ 酸素配管が1つしかなければ、Y字コネクターを使う

　人工呼吸器使用時は、酸素配管が2つ必要です。機器の不具合が生じた場合のバッグ換気や、人工呼吸器離脱後の酸素投与に用いるためです。
　酸素配管が1つしかない場合は、Y字コネクター（分配装置）を用いて、人工呼吸器とバッグ換気のどちらも使用できるようにしておきましょう。

注意
電源を接続する前に、電源コードやプラグ部分に破損がないことを確認してください。

ここをチェック
自施設の人工呼吸器のバッテリーがどれくらいの時間もつか、確認しておきましょう（例：Puritan Bennett™ 840は30分程度）。

注意
中央配管のアウトレットは、誤接続が起こらないよう、それぞれ異なる形状になっています。

ピン方式
ピン穴の位置が違う

シュレーダー式
溝の幅が違う

あわせて知りたい
移動式の人工呼吸器には、コンプレッサー（大気を吸い込み、圧縮して高い圧力で送り出す装置）が組み込まれているため、酸素ボンベにつなげばOKです。

図2 人工呼吸器の基本構成

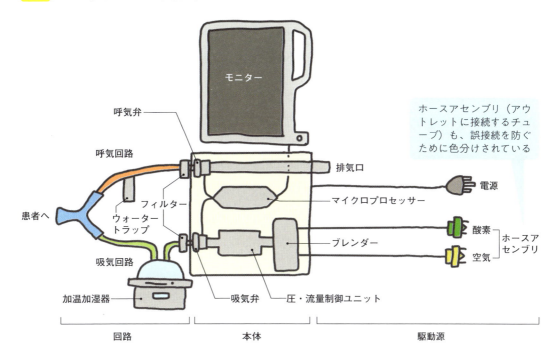

図3 電源とガス源

電源

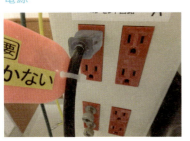

- 赤は瞬時特別非常電源（写真）、緑は無停電電源
- 停電時に非常電源に切り替わる際、赤はわずかなタイムラグが生じるが、緑はタイムラグがない

ガス源

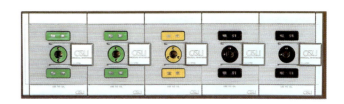

- 酸素配管は、人工呼吸器用と、用手換気用の2つ必要となる
- 1つしかない場合は、Y字コネクターを接続して使用すること

Part 1　人工呼吸の基礎知識

■「本体」は、人工呼吸器をコントロールする頭脳

　本体は、呼気弁、吸気弁、ブレンダー、マイクロプロセッサー、圧・流量制御ユニット、モニターで構成されます。

　人工呼吸を行う場合、患者は、挿管チューブ（または気管切開チューブ）、人工呼吸器回路、人工呼吸器を介してしか呼吸ができません。

　吸うときは、吸気弁が開いて呼気弁が閉じ、吸気側回路から**ブレンダー**で調整された濃度の酸素が肺に送られます。吐くときは、吸気弁が閉じて呼気弁が開くことで、呼気側の回路から排気されます。

　これを、操作パネルでの設定どおりになるよう調整するのが、**マイクロプロセッサー**です。

> **あわせて知りたい**
> マイクロプロセッサーは、ガス流量や圧力の調整・制御を行ってくれます。
> 　計測した圧力やガス流量は、モニターに連続的に数値やグラフィックとして表示されます。

■「回路」は、患者の上気道のはたらきを代替する部位

① 上気道の働きを補うために、加温加湿器か人工鼻を組み込む

　中央配管システムや酸素ボンベからのガスは、冷たく乾燥しています。このガスをそのまま吸い込むと、**気道・肺損傷**や**痰詰まり**、**肺炎**が生じるため、加温加湿器や人工鼻で加温・加湿し、バクテリアフィルターで細菌やウイルスの侵入を防ぐ必要があります 図4 。

　加温加湿器はその名のとおり、吸気を加温加湿する装置です。一方、**人工鼻**は患者自身の呼気の熱と水分を一時的に蓄え、吸気ガスを加温加湿します。

> **注意**
> 　人工呼吸器を装着している場合、冷たく乾燥したガスは、下気道に直接送り込まれます。
> 　つまり、加温加湿やフィルターの役割をする上気道をスルーされているため、加温加湿やフィルター装着が必要となるのです。

② 加温加湿器と人工鼻のどちらを使うかで、回路の構成が異なる

　呼吸器回路は、**吸気回路**と**呼気回路**の２本に分かれていて、Yピースでつながっています 図5 。

　加温加湿器回路では、吸気回路に**加温加湿器**を、呼気回路に**ウォータートラップ**を設置します。

　人工鼻回路では、**人工鼻**をYピースと挿管チューブ（または気管切開チューブ）の間に取り付けます。

　人工鼻と加温加湿器のメリットとデメリットを考え、どちらか１つを選択します。両方つけると、人工鼻が過剰な水分で目詰まりし、**窒息**してしまうからです。

> **ここをチェック**
> 人工呼吸器を使用するときは、以下の３つを、忘れずに確認する習慣をつけましょう。
> ①回路のチューブやコネクター類が、しっかり接続されているか
> ②ひび割れや破損がないか
> ③リークがないか

図4 加温加湿のしくみとメリット・デメリット

加温加湿器

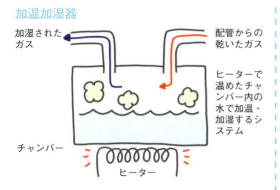

人工鼻

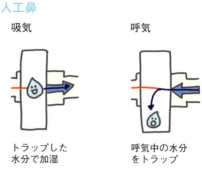

	加温加湿器	人工鼻
メリット	●加温加湿の性能は人工鼻より高い →喀痰が粘稠の人に有効	●回路がシンプル ●回路に結露が生じない
デメリット	●蒸留水の補充が必要、空焚きのリスクあり ●結露やウォータートラップの水を適宜排出する必要がある ●結露が生じると、同調性が低下する	●死腔や気道抵抗が増大 ●フィルターに痰などが付着した場合、目詰まりを起こす危険性あり →分泌物が多くむせ込みが強い人は注意

図5 加温加湿器回路と人工鼻回路

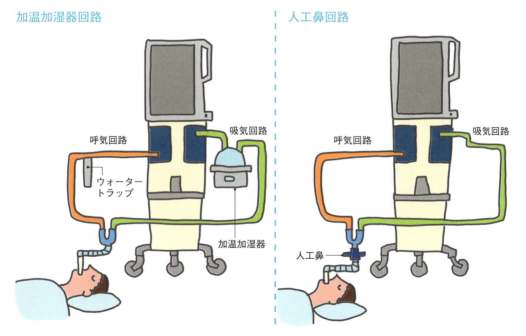

＊回路に熱線（ヒーターワイヤー）が入っているものは、加温加湿器回路でも、ウォータートラップが不要となる

3 換気モードの選択基準は「自発呼吸を生かすかどうか」

人工呼吸器の構造がわかってくると、「今の設定で人工呼吸器はどんなことをしてくれているのかな」など、いろいろ興味が湧いてくると思います。それを理解するために必要なのが、換気モードの知識です。

■換気モードは、バッグ換気の「バッグの押し方」を指示するもの

換気モードの話になると、A/C、SIMV、CPAP、PEEP、PS…など、わからない言葉がたくさん出てきて、混乱しがちです。でも、落ち着いて思い出してください。人工呼吸器は「人間がバッグを押して空気を送り込んでいたのを肩代わりするもの」でしたね →p.17 。

どのくらいの頻度で、1回にどのくらいの空気を送り込むか。バッグを押す速さや離すタイミング、完全に手の力を抜くか…を人工呼吸器に指示するのが換気モード、と考えればよいわけです。

> **あわせて知りたい**
> 換気モードとバッグの押し方は、実は、以下のように対応しています。
> - 押す頻度＝換気回数
> - 送り込む空気の量＝一回換気量
> - バッグを押す速さ＝立ち上がり
> - バッグを離すタイミング＝吸気時間
> - バッグから完全に手を離さないで圧をかける＝PEEP

■自発呼吸がなければ強制換気、自発呼吸があればサポート換気

ここでは、換気モードのうち、特に代表的なA/C、SIMV、自発モードに絞って簡単に整理します 図6 。

換気モードを考えるときは、まず、自発呼吸の有無を考えます。自発呼吸がない（または消したい）場合は強制換気（調整換気ともいいます）、自発呼吸がある（または生かしたい）場合はサポート換気のモードに設定します。

① A/Cは、決まった量（または圧）を送り込む「強制換気」のモード

A/C（assist/control）は、assist（補助）とcontrol（調整）の両方を行える、強制換気のモードです。

補助（assist）は、患者が吸うタイミングに合わせて、決まった量または圧で、強制的に換気することです。この場合、人工呼吸器に、患者が吸おうとしていること（吸気努力）を察知してもらわなければなりません。これを設定するのがトリガーです。

一方、調整（control）は、自発呼吸がない患者に、決まった回数・決まった量または圧で、強制的に換気することです。

> **あわせて知りたい**
> 調整(control)は、CMV (continuous mandatory ventilation) のことです。

> **ここをチェック**
> 患者が吸おうとすると、回路内の圧は陰圧になり、ガスの量は減ります。人工呼吸器はその変化を察知し「自発呼吸がある」と判断します。

図6 換気モードの考え方

A/C
強制換気のみ
吸うタイミングは選べる

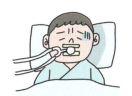

SIMV
設定回数は強制換気
設定回数以上の自発は
サポート換気

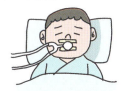

自発モード
サポート換気のみ
自発がなければ呼吸しない
（バックアップが入る）

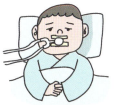

強制換気　　　　　　　　　　　　　　　　サポート換気

大　人工呼吸器による補助　　　　　　　　　　　小

つまりA/Cは、患者は人工呼吸器に「呼吸をしたい」ことを知らせさえすれば、後は人工呼吸器がすべて行ってくれる、もっとも負担の少ないモードなのです。

A/Cは、患者が「自分の呼吸に必要な仕事量をまかなえない」ときに有用なモード、と考えるとわかりやすいでしょう。

② 自発モードは、自発呼吸の不足分を送り込む「サポート換気」のモード

自発モードにはいくつかの種類がありますが、「何を行っているのか」は共通しています。

人工呼吸器は、患者が自発的に「吸った」ことを圧の変化から感知（トリガー）し、設定された圧でサポートを開始します。ちなみに「どれくらいの圧でサポートするか」を設定しているのがPS（プレッシャーサポート）です。

その後、人工呼吸器は、吸気流速の変化を感知（呼気感度：Esens）するとサポートをやめます。その結果、自動的に呼気に切り替わるわけです。

自発モードは、患者が自由に呼吸できるため、同調性が良いのがメリットです。しかし、呼吸努力がなければ換気はされず、換気量も保障されません。したがって、深い鎮静の患者や、ショックで代謝需要が高い患者には

ここをチェック

吸気流速は、人工呼吸器が圧をかけ始めるとき最も速く、肺が膨らむにつれ次第に遅くなります。

Esensは「吸気開始時の流速を100%としたとき、何%まで低下したら圧のサポートをやめるか」を設定するものです。通常は25%で設定します。

注意

トリガーを敏感にしすぎると、回路の揺れを自発呼吸と勘違いしてしまいます。逆に、鈍感にしすぎると、大量に吸わないと反応せず、ファイティング→p.79の原因になります。

Part 1 人工呼吸の基礎知識

適さないことを理解しましょう。

③ SIMVは、強制換気とサポート換気の「いいとこ取り」するモード

SIMVは、強制換気（A/C）と自発呼吸を組み合わせたモードです。

A/Cとの違いは「設定回数以上の自発呼吸には、サポート換気が適応される」ことです。

例えば、SIMVで呼吸回数が10回/分、一回換気量を500mLに設定した場合、1分間に10回、500mLの強制換気が行われます。もし、患者の自発呼吸が設定回数より5回/分多ければ、この5回ぶんの呼吸はサポート換気になるのです。

一回換気量を十分に吸える患者なら問題ありませんが、十分に吸えない患者の場合、このぶんは無効な自発呼吸となってしまいます。そのため、呼吸仕事量が大きくなりすぎる危険があります。

> **あわせて知りたい**
>
> SIMV (synchronized intermittent mandatory ventilation) は、英語の意味を考えると理解しやすくなります。
> synchronized（同期された）は「強制換気の開始を自発呼吸に合わせられる」ということです。
> mandatory ventilation（強制換気）は、文字どおり強制換気です。
> intermittent（間欠的）は「一部は強制換気、残りはサポート換気」という意味です。

4 換気モードと「送気方法」はセットで考える

換気モードがわかったところで、基本的な設定方法をみていくことにしましょう。

患者に合った設定をすることが肝心ですが、難しく考えることはありません。最初は施設ごとの初期設定から開始し、不足があれば増やし、過剰があれば減らしていけばよいからです。参考までに、筆者の施設の初期設定を示します。

> **ここをチェック**
>
> 患者に合った設定に変更していくとき、換気と酸素化→p.11を分けて考えるのがポイントです。

- モード：SIMV
- F$_I$O$_2$：100%
- 一回換気量：予測体重×8 mL
- PEEP：5 cmH$_2$O
- 送気方法：VC＋
- 呼吸回数：12回
- PS：10cmH$_2$O
- 吸気時間：1.2秒

送気方法（ここではVC＋）は、強制換気のときに、人工呼吸器からガスをどのように送るか、を示しています。各モードで、送気方法を選択する、と考えるとわかりやすいと思います。

人工呼吸器の送気方法は、VC（量規定）と、PC（圧規定）に大きく分けられます。どちらを選択してもよいのです

> **あわせて知りたい**
>
> 送気方法は、以下の2種類です。
> - VC (volume control：量規定)
> - PC (pressure control：圧規定)
>
> 筆者の施設で使用しているVC＋ (pressure regulated volume control：PRVC) という送気方法は、「VCとPCのいいとこ取り」です。換気量を保証しながら、できるだけ低い吸気圧力になる流量パターンを人工呼吸器が自動で選択してくれます。

表1 VCとPCのメリット・デメリット

VC（量規定）	PC（圧規定）
●設定した一回換気量を送ったら呼気に切り替わる送気方法 ●メリット：換気量が保証される ●デメリット：気道内圧上昇に伴う肺損傷のリスク	●設定した圧を設定した時間だけかけたら、呼気に変わる送気方法 ●メリット：気道内圧は一定（肺損傷のリスクは低い） ●デメリット：換気量が保障されない
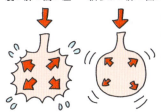 硬い肺：高い圧　軟らかい肺：低い圧 軟らかい肺なら問題ないが、硬い肺だと一回換気量を送るために高い圧が必要になり、肺損傷が起こりうる	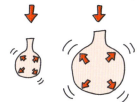 硬い肺：少ない量　軟らかい肺：多い量 軟らかい肺なら問題ないが、硬い肺だと十分に肺に送気されない

が、それぞれ、メリットとデメリットがあります 表1。

VCは量を規定するので、換気量は保証されます。しかし、肺が硬い（コンプライアンスが悪い）と気道内圧が高くなり、圧損傷のリスクになります。

PCは圧を規定するので、圧損傷のリスクはありません。しかし、低換気のリスクがあります。

① 呼吸回数や一回換気量は、$PaCO_2$（換気の指標）に合わせて調整する

換気の指標は$PaCO_2$です →p.12。

したがって、$PaCO_2$の正常範囲（40±5 mmHg）を逸脱した場合、肺胞換気量を調整する必要があるため、一回換気量か呼吸回数の設定を見直します。

まず、一回換気量が「予測体重×8 mL以上になっていないか」をチェックします。一回換気量を増やしすぎると、肺損傷のリスクがあるためです。このとき、実測体重ではなく、身長に基づく予測体重でチェックすることを忘れてはいけません。

一回換気量が問題なければ、図7 [p.26] の式に当てはめて、呼吸回数を調整します。

なお、アシドーシスが強い場合は、設定の$PaCO_2$を下げてもいいかもしれません。

> **ここをチェック**
> 一回換気量か呼吸回数の設定を変更するのは、「肺胞換気量＝（一回換気量 − 死腔換気量）× 呼吸数」だからです。

> **注意**
> 予測体重を使うのは、体重が増減しても胸郭の大きさは変わらないためです。予測体重の概算式を以下に示します。
> ●（身長 [cm] −100）× 0.9
> ●（身長 [m]）^{2} × 22

Part 1 人工呼吸の基礎知識

② F_IO_2とPEEPは、患者の酸素化（SpO_2）に合わせて調整する

酸素化を調整するポイントはF_IO_2とPEEPです。SpO_2が94〜97％程度になるようにF_IO_2を下げていきます。

高濃度酸素は有害なので、F_IO_2が50％以上必要なようであれば、PEEPを上げていくことを検討しましょう。

表2に、ARDSネットワークが示しているPEEPの目安を示します。しかし、PEEPには弊害もあるので、全身状態と合わせて判断し設定していく必要があります。

> **あわせて知りたい**
> PEEP（positive end-expiratory pressure：呼気終末陽圧）は、呼気の終わりにも陽圧をかけておく設定です。虚脱した肺胞を開き、呼気の間に虚脱しないようにすることで、機能的残気量を増加させ、肺内シャントを減らします →p.54。

図7 呼吸回数の調整法

新しく変更する呼吸回数 ＝ 現在の$PaCO_2$ ÷ 40 × 初期設定の呼吸回数
　　　　　　　　　　　　　　　　　　　　　↑
　　　　　　　　　　　　　　　　　　$PaCO_2$正常値

▼

筆者の施設の初期設定で考えると…
$PaCO_2$が60mmHgなら→60 ÷ 40 × 12 ＝ **18**
　　　　　30mmHgなら→30 ÷ 40 × 12 ＝ **9**
　　　　　　　　　　　　　　　　　　新しく変更する呼吸回数

「F_IO_2が50％（0.5）くらい必要だったら、PEEPは8〜10cmH₂Oくらい必要」というようにみます。

表2 F_IO_2とPEEPの換算表

F_IO_2	PEEP（cmH₂O）
0.3（30％）	5
0.4（40％）	5〜8
0.5（50％）	8〜10
0.6（60％）	10
0.7（70％）	10〜14
0.8（80％）	14
0.9（90％）	14〜18
1.0（100％）	18〜24

The Acute Respiratory Distress Syndrome Network. Ventilation with lower tidal volumes as compared with traditional tidal volumes for acute lung injury and the acute respiratory distress syndrome. *N Engl J Med* 2000; 342 :1301-1308.

ワンポイントアドバイス

「F_IO_2 50％以上で、PEEPを上げることを検討する」理由

高濃度酸素の投与を検討するのは、酸素化を改善したいときですね。

PEEPには、虚脱した肺胞を拡げ、肺容量を増やし、機能的残気量を増加させることで酸素化能を改善するはたらきがあります。そのため、まずはPEEPを上げることで、酸素濃度が高すぎる状況を防ごうとしているのです。

特に、ARDS(acute respiratory distress syndrome：急性呼吸窮迫症候群)のように肺が虚脱しやすい病態の場合には、PEEPを高めに保つことで、酸素化の改善を図る戦略がとられます →p.71。

5 人工呼吸器には、弊害もある

　人工呼吸器を使用する目的は、①換気の改善、②酸素化の改善、③呼吸仕事量の軽減の３つでしたね。

　人工呼吸器はそれ自体が原因を治療するものではなく、あくまで呼吸をサポートする手段です。昔と比べて機器の性能が良くなってきたとはいえ、陽圧換気は非生理的な呼吸ですから、弊害もたくさんあります。

　VALI（人工呼吸器関連肺損傷）[*1]や気胸といった肺損傷や、VAP（人工呼吸器関連肺炎）[*2]のリスクがあるだけでなく、静脈還流の低下から心拍出量の低下も生じます。

　加えて、口渇や「会話ができない」ことに伴う大きなストレスもかかります。これらは、せん妄や早期離床を妨げる要因となってしまうのです。

　「１日も早い抜管を目指す必要がある」といわれるのは、そのためです。

（坂木孝輔）

> **注意**
> 　人工呼吸器中は、ほぼ常に胸腔内圧は陽圧になり、心臓が押されて静脈還流が減少し、心拍出量の低下、血圧低下をきたします。
> 　PEEPをかけると、血圧はますます低下します →p.75。
> 　気道内圧の陽圧によって肺組織自体が障害され、気胸や縦隔気腫のリスクもあります。

＊1　VALI（ventilator associated lung injury）：人工呼吸器関連肺損傷
＊2　VAP（ventilator-associated pneumonia）：人工呼吸器関連肺炎

教えて！ SpO₂ 100%だと、何が悪いの？

パルスオキシメーターを見て「100%だから大丈夫」と思っていませんか？　国試などでおなじみの酸素解離曲線を参考に「SpO₂は100%がベスト」と考える方も、いるかもしれません。

実は、酸素解離曲線は、酸素分圧500mmHgくらいまで、右にずっと伸びています。つまり、SpO₂ 100%は「酸素分圧100〜500」と幅がある、ということです。

もし、目の前の患者が酸素分圧500だったら、以下に示す「酸素の害」を受けていることになります。

一般的にはSpO₂ 94〜98%に管理するのがいいとされています。SpO₂の数値の意味を考えてモニタリングしましょう。

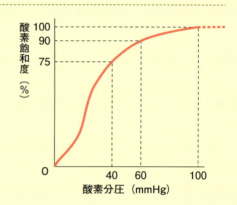

■吸気性無気肺

通常、酸素が毛細血管に吸収されても肺胞がつぶれないのは、窒素（通常、空気中の7割を占める）の働きによるものです。

しかし、高濃度の酸素を投与し続けると、窒素が押し出されてしまい、肺胞内には酸素しかなくなってしまいます。そうすると、酸素が毛細血管に吸収された後は、肺胞内が空となり、肺胞が虚脱してしまいます。これが吸気性無気肺です。

■換気の抑制

通常、呼吸調節は、CO_2のセンサーが主体となって行われており、O_2のセンサーは副次的に働くものです。

しかし、高濃度のCO_2に体が慣れる（CO_2ナルコーシス）と、CO_2のセンサーが働かなくなり、O_2のセンサーがメインで働くようになります。このような患者に高濃度酸素を投与すると「O_2が十分＝呼吸不要」と判断され、呼吸が止まってしまうのです。

■フリーラジカル

人体は、酸素を取り込むと酸化還元反応を起こし、活性酸素・フリーラジカルを発生させます。活性酸素・フリーラジカルは、生体防御として機能しますが、細胞や組織を傷害してしまいます。つまり、高濃度の酸素は体にとって毒ということになります。

（川澄大祐）

Part 2

人工呼吸器装着前のケア

- これでカンペキ！ ▶ 設置〜開始の手順
- なるほどナットク！ ▶ 画面の見かた
- どうすればいい？ ▶ 患者と家族への説明と支援

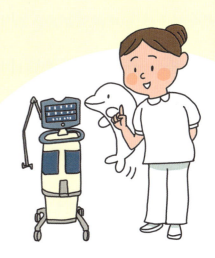

Part 2 人工呼吸器装着前のケア

これでカンペキ！ 設置〜開始の手順

 コレだけおさえよう！

- 人工呼吸器を開始するには、気管挿管が必要となる
- 気管挿管では、準備、介助、挿管チューブの位置確認、チューブ固定など、看護師の果たすべき役割が多い
- 看護師によるアセスメントに基づくケアは、患者の呼吸状態の安定化と二次合併症の予防につながる

1 人員・情報・物品・薬剤を準備する

■何はともあれ「人員確保」が最優先

　少なくとも**医師**2名と**看護師**1名、可能であれば**臨床工学技師**1名の人員の確保は必要です。

　なぜなら、気管挿管を実施する医師、鎮静薬を投与する医師、気管挿管の介助につく看護師、呼吸器の設定を行って装着する臨床工学技師が必要だからです。

　可能であれば、気管挿管の事前準備をする看護師を、もう1人確保できると安心です。

 ここをチェック
気管挿管を実施する医師の役割を「直接介助」、鎮静薬を投与する医師の役割を「間接介助」といいます。

■リスクとなりうる「患者の情報」を収集しておく

　スムーズな気管挿管の実施と、呼吸器合併症の予防のため、患者の呼吸や肺の状態を知っておきましょう。**喫煙歴**、**肺機能検査結果**、**挿管困難の予測**は、必ず把握します　表1 。

 あわせて知りたい
緊急気管挿管の場合は、血液ガス結果の把握が必須です。肺機能検査は、必ずしも必要な訳ではありません。

■「必要物品」は万が一の事態を想定して準備する

　気管挿管の必要物品に加え、**救急カート**を準備し、不測の事態（挿管困難、口腔・咽頭損傷、低酸素血症など）が起こっても対応できるようにしておきます　図1 。

表1 事前に収集しておくべき患者の情報

喫煙歴	●喫煙者は、非喫煙者と比べて肺合併症のリスクが3倍高い ●喫煙による炎症は、咳や痰を増加させ（気管支が刺激に対して過敏になるため）、気管支の働きを障害するため、肺内に溜まった痰をうまく出せなくなる ●免疫細胞の働きも抑制するため、肺炎や感染症のリスクも高まる	
肺機能検査結果	％肺活量 （％VC） パーセントヴイシー	●予測肺活量（年齢や身長、性別から算出した基準値）に対する実測肺活量の比率を示すもの。80％以上が正常
	1秒率 （FEV1.0％）	●1秒量（努力性肺活量のうち、最初の1秒に呼出した量）の比率を示すもの。70％以上が正常 ●喘息やCOPDなど、気道が狭くなる病気を簡便に見つけられる
挿管困難の予測	●喉頭や気管の疾患の有無、頸部を後屈できるか、挿管困難の既往の有無を確認しておく ●これらがあると、挿管までに時間を要したり、挿管できないこともある	

図1 気管挿管の必要物品

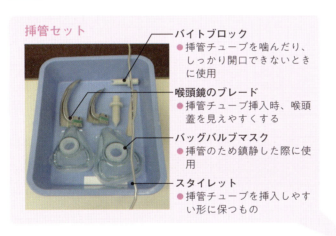

挿管セット
- バイトブロック
  ●挿管チューブを噛んだり、しっかり開口できないときに使用
- 喉頭鏡のブレード
  ●挿管チューブ挿入時、喉頭蓋を見えやすくする
- バッグバルブマスク
  ●挿管のため鎮静した際に使用
- スタイレット
  ●挿管チューブを挿入しやすい形に保つもの

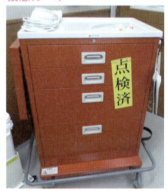

救急カート

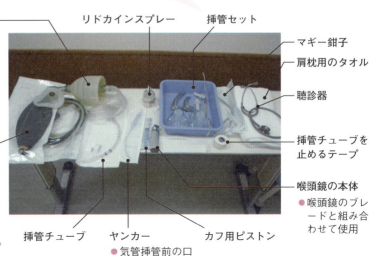

- バッグバルブマスク
  ●鎮静の影響で呼吸が弱るので、呼吸サポートのために必要
  ●酸素供給がなくても換気可能で、初心者でも比較的簡単に使える
  ●一方向弁なので自発呼吸しにくい
- ジャクソンリース
  ●バッグバルブマスクで代用することも可能
  ●高濃度酸素を投与でき、PEEPをかけられる。介助者が患者の自発呼吸を察知しやすい
  ●酸素供給がないと使えない。初心者だと使用が難しい
- リドカインスプレー
- 挿管セット
- マギー鉗子
- 肩枕用のタオル
- 聴診器
- 挿管チューブを止めるテープ
- 喉頭鏡の本体
  ●喉頭鏡のブレードと組み合わせて使用
- 挿管チューブ
- ヤンカー
  ●気管挿管前の口腔吸引で使用
- カフ用ピストン

■「鎮痛薬・鎮静薬」を準備する

原則として、気管挿管時には、鎮痛薬・鎮静薬、筋弛緩薬を使用します 表2 。血圧低下、意識状態悪化など重症度が高く全身状態が悪い患者の場合は、状態に応じて薬剤の減量が必要となります。

鎮痛・鎮静をしっかり行わないと、患者の苦痛が増大し、誤嚥のリスクにもなるため、注意が必要です。

> **注意**
> 鎮痛薬・鎮静薬を使用すると、血圧低下のリスクがあります。そのため、血圧上昇薬としてフェニレフリン注射液（ネオシネジン）を準備します。
> フェニレフリンの一般的な使用量は0.1〜0.5mg/kgです。
> 使用時には、頭痛や過敏症、発疹などの副作用に注意が必要です。

表2 準備する薬剤

	薬剤 （すべて静注）	投与量のめやす （全身麻酔導入時）	効果出現時間 持続時間	注意点 （副作用）
鎮痛薬	フェンタニル 0.1mg/2mL	2〜3μg/kg	3〜4分 30〜40分	血圧低下、呼吸抑制、徐脈
筋弛緩薬	ロクロニウム （エスラックス®） 50mg/5mL	0.6〜0.9mg/kg	1分以内 30〜60分	アナフィラキシー、血圧低下
鎮静薬	プロポフォール （ディプリバン®） 200mg/20mL	2〜2.5mg/kg	15〜40秒 5〜10分	血圧低下、血管痛、徐脈
	ケタミン （ケタラール®） 200mg/20mL	1〜2mg/kg	40〜60秒 10〜20分	不整脈、血圧低下、幻覚

ワンポイントアドバイス

挿管チューブの「サイズ」と「挿入の深さ」

■サイズ

一般的に、成人男性は内径8.0mm±0.5mm、成人女性は内径7.5mm±0.5mmとされますが、これは、あくまでめやすです。年齢と性別によって個人差があるため、気管挿管前に、必ず医師に挿管チューブのサイズを確認します。

小児の場合は「（4＋年齢）÷4」でサイズを推測できますが、個人差があるため、複数サイズの挿管チューブを準備しておく必要があります。

■挿入の深さ

挿管チューブを挿入する深さは、成人男子は約23cm、成人女性は21cmがめやすです。
小児は「（12＋年齢）÷2」で口唇からの長さを予測します。

教えて！「挿管できない」と判断されたときは、どう対応するの？

挿管できないと判断された時点で、デバイスの変更（McGRATH™やエアウェイスコープの使用）、挿管を実施する医師の交代を検討します。

■ McGRATH™

McGRATH™は、第2世代の喉頭鏡と呼ばれています。喉頭鏡にカメラとモニターがついていて、画像で喉頭内を確認しながら気管挿管できるデバイスです。

使い方は一般的な喉頭鏡と同様で、スニッフィングポジションをとり、ブレードと本体を組み立て、スタイレットを用いて挿管します。

ただし、あらかじめ先端部のカメラにくもり止めを塗布する必要があること、スニッフィングポジションをとる必要があることに注意が必要です。

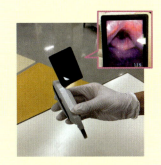

■ エアウェイスコープ

エアウェイスコープは、第3世代の喉頭鏡と呼ばれています。

喉頭鏡にカメラとモニターがついているのはMcGRATH™と同様ですが、エアウェイスコープに接続したブレードに、直接挿管チューブをセットして気管挿管を行うため、スタイレットを使う必要がないのが特徴です。

また、スニッフィングポジションをとれない患者に対しても使用できるのがメリットです。

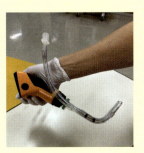

■ 医師の交代

よく「手を替え品を替え」といいますが、挿管している医師の交代も、重要な判断の1つです。

挿管困難にもかかわらず、医師があきらめず必死に挿管しようとしていたら、患者の状況や苦痛も考え、看護師から医師の交代を提案することも必要です。

（大友千夏子）

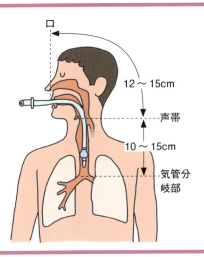

口 — 12〜15cm — 声帯 — 10〜15cm — 気管分岐部

年齢にかかわらず、喉頭や気管の疾患が予想される場合は、より細い挿管チューブを用います

Part 2　人工呼吸器装着前のケア

2　気管挿管の介助は、あせらず、手早く、正確に

■ スムーズな気管挿管のカギは「挿管前の準備」　図2

① カフに異常がないか確認する

挿管するチューブのサイズが決まったら、カフ用ピストンを使って、挿管チューブのカフに空気を入れ、異常がないか確認します。

ここをチェック
ちゃんとカフが膨らむか、破損がないかを確認します。

② リドカインスプレーを噴霧する

筆者の施設では、スタイレットをスムーズに挿入するため、挿管チューブ内部へのリドカイン（キシロカイン®）スプレー噴霧を行っています。

③ スタイレットを挿入する

挿管チューブを挿入しやすいように、あらかじめスタイレットを「Jの字」に曲げておくとスムーズに挿管できます。感染予防のため必ず手袋をして行いましょう。

④ スタイレットを固定する

挿入したスタイレットは、先端が挿管チューブからはみ出さないように、注意して固定します。
末端は、位置がずれないよう「L字」に固定します。

注意
先端がはみ出ていると、挿管時に気道粘膜を傷つける可能性があります。

⑤ リドカインゼリーを塗布する

ここまで準備ができたら、挿管チューブの先端周辺にリドカイン（キシロカイン®）ゼリーを塗布します。ゼリーを塗布すると、挿管チューブをスムーズに挿入できます。

⑥ 喉頭鏡を組み立てる

喉頭鏡とブレードを組み合わせます。確実にセットされていること、ライトが点くことを確認してください。

ここをチェック
カチッと音が鳴るまで、しっかりセットします。

図2 挿管前の準備のながれ

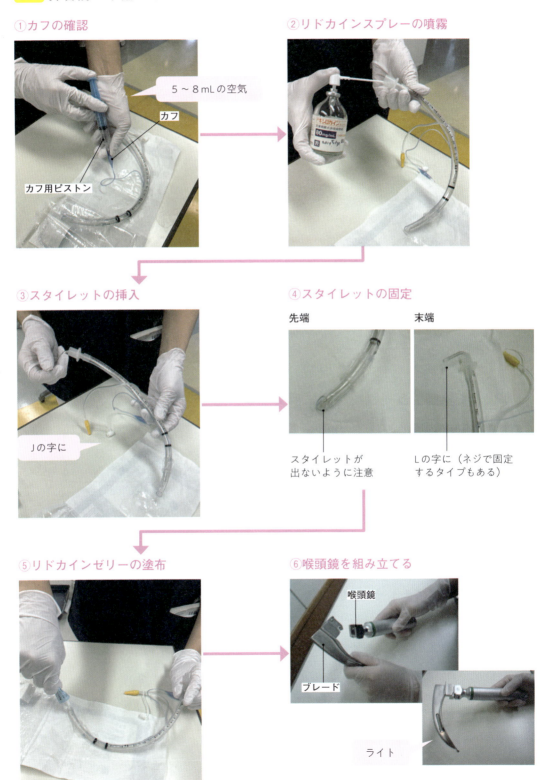

①カフの確認 　5〜8mLの空気　カフ　カフ用ピストン

②リドカインスプレーの噴霧

③スタイレットの挿入　Jの字に

④スタイレットの固定　先端　末端　スタイレットが出ないように注意　Lの字に（ネジで固定するタイプもある）

⑤リドカインゼリーの塗布

⑥喉頭鏡を組み立てる　喉頭鏡　ブレード　ライト

■気管挿管時の「医師の視野」を考えて介助する 図3

① 枕を挿入する

枕を挿入して患者の頭部を挙げ、医師が挿管しやすい姿勢に整えます。

スニッフィングポジションにし、喉頭軸と咽頭軸が直線になるような体位にすると挿管しやすくなります。

② 口腔吸引を行う

気管挿管前に、ヤンカーまたは吸引チューブで口腔内の唾液や痰を吸引します。

口腔吸引を行うことにより、挿管時の視野が良好になり、垂れ込みの予防につながります。

注意 口腔吸引を行う前に100％酸素投与を行って、低酸素を予防することが大切です。

③ 喉頭鏡を医師に手渡す

喉頭鏡を医師に渡すときは、必ず、ブレードの先端が患者の脚側に向くようにして、医師の利き手と反対の手に渡します。

④ 準備した挿管チューブを医師に手渡す

気管挿管実施中の医師は、患者の声門から目を離すことができません。そのため、医師が利き手でしっかりつかめるように渡すのがポイントです。

カフエアを入れるチューブなどをまとめて把持するのがポイント

⑤ スタイレットを抜く

挿管チューブが声門を通過したら、医師の指示のもと、スタイレットを抜きます。

この段階での挿管チューブは、まだ固定されておらず、抜けやすいため、挿管チューブを押さえながら、静かに抜去してください。

⑥ カフを膨らませる

カフ用ピストンを用いて、カフに5〜8mL程度の空気を入れ、パイロットバルーンが膨らむことを確認します。

ゆっくり空気を入れていくのがポイントです。

注意 カフ圧が高すぎると気道の損傷や壊死が起こるため、焦ってはいけません。

図3 挿管介助のながれ

①枕の挿入

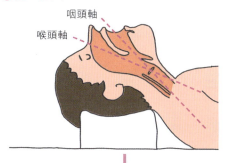

咽頭軸
喉頭軸

スニッフィングポジションをとるのがポイント

②口腔吸引

③喉頭鏡の受け渡し　看護師の手　医師の手

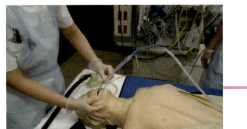

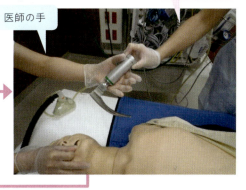

④挿管チューブの受け渡し

医師の手　看護師の手

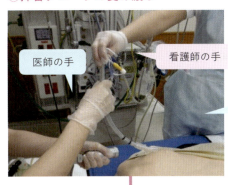

医師から見た挿入中の視野（イメージ）

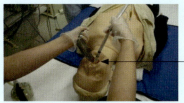

黒いラインが声門を超えるのがポイント

＊実際には、喉頭鏡のブレードが口腔内に挿入されている

⑤スタイレットの抜去

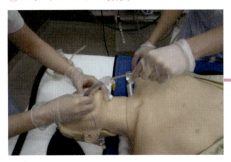

⑥カフに空気を注入

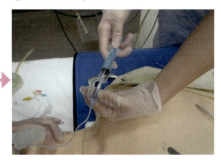

3 固定前に「挿管チューブの位置確認」を行う

挿管チューブの位置確認（食道挿管や片肺挿管になっていないか）は、固定する前に実施します 表3 。

表3 挿管チューブの位置確認の方法

カプノメーター	●カプノメーターを付け、E_TCO_2（呼気時の二酸化炭素量）の波形が出ているか確認する Point ・E_TCO_2の波形が出ていなければ、食道挿管の可能性があるため、ただちに挿管チューブの入れ替えが必要
チューブのくもり	●挿管直後、チューブが呼気で曇っているか確認する Point 「しっかりチューブが気管内に入っているか」の確認に重要
胸郭の上がり	●胸郭がしっかり上がっているか確認する Point 左右差があったら、片肺換気や片肺挿管を疑う
聴診（5点聴診）	●心窩部、左前胸部、右前胸部、右側胸部、左側胸部の5点を聴診し、呼気のタイミングで呼吸音が聞こえるか確認する Point ・心窩部で気泡音が聞こえたら、食道挿管の可能性が高いので、挿管チューブの入れ直しが必要 ・心窩部で気泡音が聴取できなければ呼吸音に左右差がないか確認し、片肺挿管になっていないか確認
X線画像の確認	●気管挿管後のX線撮影は必須である ●「挿管チューブの先端が、気管分岐部より3cmほど上」が適切な位置とされている ●めやすとしては、成人男性は21〜24cm、成人女性は19〜21cmである Point ・臨床では、医師が確認することが多いが、看護師も確認できるようにしておくとよい

4 位置が確認できたら「チューブの固定」に進む

挿管チューブの固定は、テープを用いる方法と、器具（アンカーファストなど）を用いる方法に分けられます 表4 。

どちらを選択する場合でも、抜去が起こらないよう確実に固定でき、かつ、皮膚障害（潰瘍など）を最小限にできるように配慮することが大切です。

> **ここをチェック**
> 人工呼吸器を装着する患者は、多くの場合、皮膚のバリア機能が低下しています。皮膚障害が起こりやすいことをふまえて固定法を選択します。

■ テープによる固定：スタンダードは「2枚のテープを使う」方法

テープによる固定の方法は、施設や個人によって微妙に異なります。「ここだけは！」という基本だけおさえておいて、患者の状態によって、適した方法を選択していく必要があります。

以下で紹介するのは、当院で行っている「2枚の先割れテープを使って固定する方法（3面固定）」です 図4 [p.41] 。

> **ここをチェック**
> 先割れテープを2枚使います。

① 1枚目のテープの切り口を口角に合わせる

挿管チューブを固定する側の口角に、先割れテープの切り口（切り込みの先端）を合わせ、根元を貼ります。

② 上顎にテープを貼る

上顎に沿ってテープを貼ります。

下側のテープは、挿管チューブに巻きつけるようにして、すべて貼ります。

> 上顎から貼るのは、口の開閉で動きづらいこと、流涎で汚れやすい下顎を貼り替えやすくするためです

表4 固定方法のメリット・デメリット

テープ	メリット	●すぐ固定できる
	デメリット	●唾液などで汚染されると剥がれやすい ●一度固定すると挿管チューブの位置をずらすことができないため、潰瘍ができやすい
器具	メリット	●挿管チューブを自由に動かせるので、口腔ケアを行いやすい ●可動域があるため、潰瘍ができにくい
	デメリット	●慣れていないと固定しにくい ●義歯などで歯がない患者や頬がこけている患者の場合、固定が浮きやすくなる ●コストがかかる

③ 2枚目のテープは、1枚目とずらして、切り口を口角に合わせる

2枚目のテープの切り口も、口角に合わせて貼ります。

テープを重ねると剥がれやすくなるため、1枚目のテープと重ならないように貼るのがコツです。

④ 下顎にテープを貼る

基本は、1枚目のテープと同様です。

下顎にテープを貼った後、上側のテープは「下から上に」巻き上げるようにして、挿管チューブにすべてを貼ると、固定がずれにくくなります。

>
> **注意**
> テープの交換や固定は看護師2名（挿管チューブを押さえる人、テープの固定を行う人）で行いましょう！

🦢 ワンポイントアドバイス

テープによる固定の種類

テープによる固定法は「皮膚とテープの接着面の数」によって、大きく4種類（1面〜4面）に分類されます。

患者の状況に合わせて、適切な方法を選択できるようにしておきましょう。

2面固定	4面固定
● 挿管チューブを支点に「口唇から左」「口唇から右」の2面で固定する方法 **Point** ● 口唇同側の上下に固定するのは避ける（固定力がより弱くなるため） ● 固定力は弱めなので、計算外抜去のリスクが低い患者（深い鎮静など）が対象となる ● 皮膚が脆弱な患者に適する	● 挿管チューブを支点に「上顎」「頬の上部」「下顎」「頬の下側」の4面で固定する方法 ● 固定力が強いため、計算外抜去のリスクが高い患者（浅い鎮静など）に対しても使用できる方法である ● 流涎の多い患者の場合、下顎のテープが汚染されやすいため、下顎下縁にテープを貼るとよい
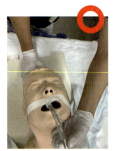 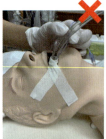	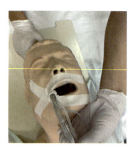

図4 テープによる固定の流れ（例）

1枚目

①口角に切り口を合わせる

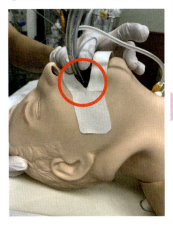

②上顎に貼る

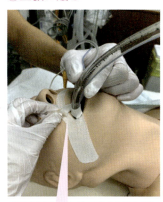

チューブに対して直角に巻き始めるのがポイント

③チューブに巻きつける

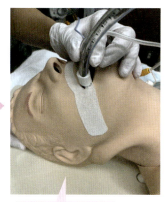

すべて巻きつける

2枚目

④口角に切り口を合わせる

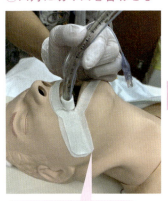

2枚目は位置をずらす

⑤そのまま下顎に貼る

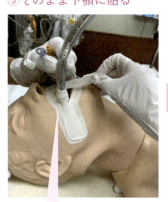

下から上へ巻き上げるように

⑥チューブに巻き上げて完成

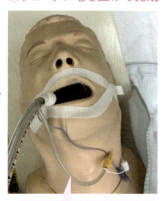

すべて巻きつけたら完成

当院では3面固定を推奨しています

■器具による固定：「位置決め」が確実な固定の決め手

挿管チューブの固定に使用する器具には、アンカーファスト（ICUなどで使われることが多い）や、トーマスチューブホルダー（救急などで使われることが多い）など、さまざまな種類があります。

ここでは、<u>アンカーファスト</u>を使って固定する方法を解説します 図5 。慣れていないと、固定しにくい器具なので、手順をしっかりおさえましょう。

トーマスチューブホルダーは、バイトブロックが一体になっているので、舌のMDRPUに注意

① 固定部を貼り、バンドで固定する

どこに固定するかを決めて固定部を貼り、両頬に30秒間しっかり押しつけてからバンドで固定します。

② 挿管チューブにテープを巻きつける

「上から下に」挿管チューブにテープを巻きつけ、ホルダーまで巻き上げます。

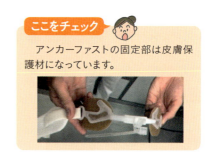

ここをチェック
アンカーファストの固定部は皮膚保護材になっています。

③ ホルダーで固定する

テープを巻き上げたら、挿管チューブの固定の長さを確認し、ホルダーで固定します。ホルダーが固めなので、<u>強く押して</u>固定するのがコツです。　　　（大友千夏子）

ワンポイントアドバイス

緊急気管切開に使う物品

気管挿管もできない、換気もできない場合には、緊急気管切開を行う必要性が出てきます。

使用する器具には、クイックトラック（セルジンガー法で挿入するもの）とトラヘルパー（直接穿刺法で挿入するもの）がありますが、ここでは、人工呼吸器と接続できるユニットがあるクイックトラックについて解説します。

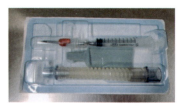

■目的
● 緊急気道確保（輪状甲状間膜にチューブを留置すること）

■注意
● 再使用は禁忌
● 抗凝固薬や出血傾向のある患者は、禁忌ではないが注意が必要

図5 アンカーファストを使った固定の流れ

①固定部を貼り、バンドで固定する

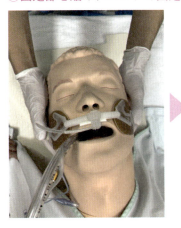
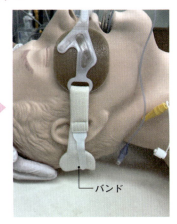

バンド

> ホルダーが、上唇の上の皮膚に軽く触れる位置に固定するのがポイントです

②挿管チューブにテープを巻きつける

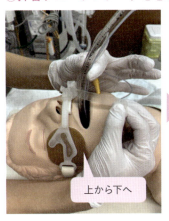
上から下へ

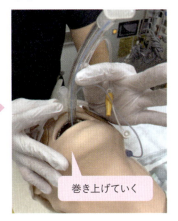
巻き上げていく

> アンカーファストは、固定力が弱いため、緊急時の使用には不向きです

③ホルダーで固定して完成

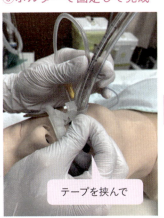
テープを挟んで

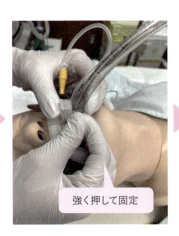
強く押して固定

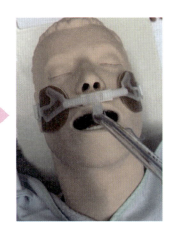

Part 2 人工呼吸器装着前のケア

なるほど
ナットク！

画面の見かた

コレだけおさえよう！

- 人工呼吸器の画面表示は、実測値、グラフィック、設定値に大きく分かれる
- 基本的な設定内容は、モード、送気方法（換気様式）、換気回数、吸気時間や吸気流速、吸入酸素濃度、PEEPの6つ
- 表示されている「名称」は機種によって異なるが、基本的な「意味」や「動作」はあまり変わらないので慌てない

1 画面は「実測値」「グラフィック」「設定値」が出る

人工呼吸器の画面（メインパネル）の表示方法は、機種によって異なるため、混乱しがちです。

でも、安心してください。表示されている内容は、どんな機種でもほぼ共通で、実測値、グラフィック、設定値の3つの要素に分けられます 図1 。

あわせて知りたい

実測値は、「パラメーター」や「測定値」と呼ばれることもあります。

■実測値は「設定に対する患者の状態」を現す

実測値は、人工呼吸器本体の各センサーで測定された数値です。

主に、酸素濃度（O_2）、最高気道内圧（P_{PEAK}）、平均気道内圧（P_{MEAN}）、PEEP、呼吸回数（f_{TOT}）、一回換気量（V_{TE}）、分時換気量（V_{TOT}や呼気MV）などが表示されています。

ここをチェック

気道内圧はP（pressure：プレッシャー）、呼吸回数はf（frequency）、換気量はV（volume：ボリューム）と略されます。

■グラフィックは測定値や計算値を波形にしたもの

グラフィックは、人工呼吸器回路内の圧力や流量などを波形で示したものです。チェックが必要な項目ごとに個別の波形が出るので、慣れてくると、波形のカタチを見れば「正常か異常か」を一目で判断できるようになります →p.82 。

■設定値は「モードや送気方法」によって異なる

送気方法はVC（従量式）とPC（従圧式）の2種類、モードはA/C、SIMV、自発の3種類でしたね →p.22 。どれを選択するかによって設定項目が異なるため、表示内容も違います。

ここからは、初期設定の設定値 →p.24 について解説します。

図1 画面の基本的な表示内容（例）

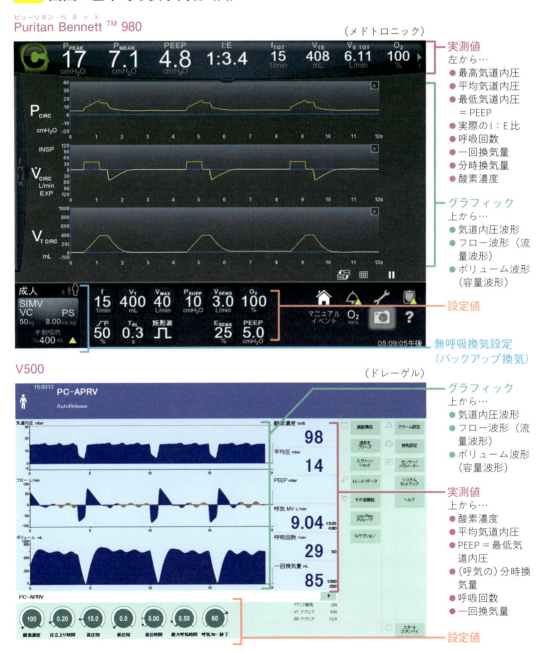

Part 2　人工呼吸器装着前のケア

サーボベンチレータシステム SERVO-U　（フクダ電子）

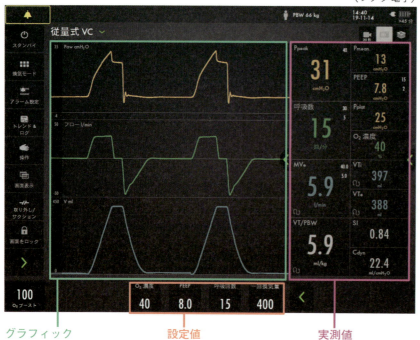

グラフィック
上から…
- 気道内圧波形（圧波形）
- フロー波形（流量波形）
- ボリューム波形（容量波形）

設定値

実測値
左段上から…
- 最高気道内圧
- 呼吸回数
- 分時換気量
など

右段上から…
- 平均気道内圧
- 最低気道内圧 = PEEP
- プラトー圧
- 酸素濃度
- 一回吸気量
- 一回呼気量
など

タッチパネル方式の人工呼吸器が増えてきていますが、そうではない機種もあります。自施設で使用している機種を確認しておきましょう。

HAMILTON-G5 （日本光電工業）

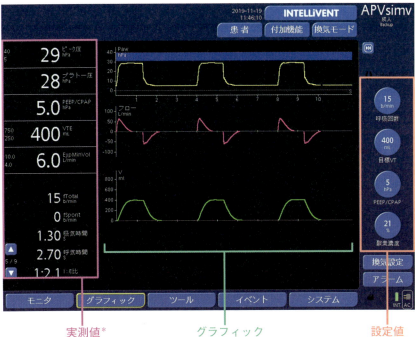

実測値*
上から…
- 最高気道内圧
- プラトー圧
- PEEP/CPAP
- 一回呼気量
- 分時換気量
- 呼吸回数
- 自発呼吸のみの回数
- 吸気時間
- 呼気時間
- I:E比

グラフィック
上から…
- 気道内圧波形
- フロー波形（流量波形）
- ボリューム波形（容量波形）

設定値

＊実測値は、表示変更が可能であり、画面は一例である

ニューポート ベンチレータ モデルe360 （コヴィディエンジャパン）

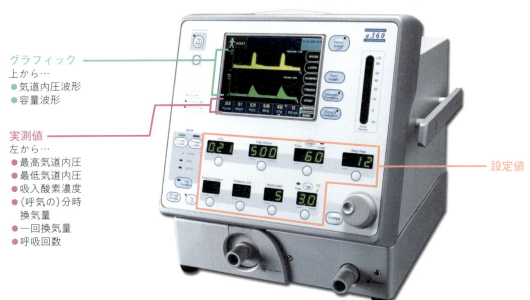

グラフィック
上から…
- 気道内圧波形
- 容量波形

実測値
左から…
- 最高気道内圧
- 最低気道内圧
- 吸入酸素濃度
- （呼気の）分時換気量
- 一回換気量
- 呼吸回数

設定値

2 どうサポートするかは「設定画面」で見る

どのように呼吸をサポートするかは、設定画面で設定します。

初期設定は、人工呼吸器を患者に装着する前に行います。設定すべき内容を 図2 にまとめます。アラームや無呼吸換気の設定も、この段階で行います。

基本的に、施設ごとに決められた初期設定で開始し、必要に応じて設定を変更していくことになります →p.24。

> **注意**
> 医師が設定する場合と、換気設定指示書をもとに臨床工学技士または看護師が設定する場合があります。

図2 初期設定で設定する内容（Puritan Bennett™ 980の例）

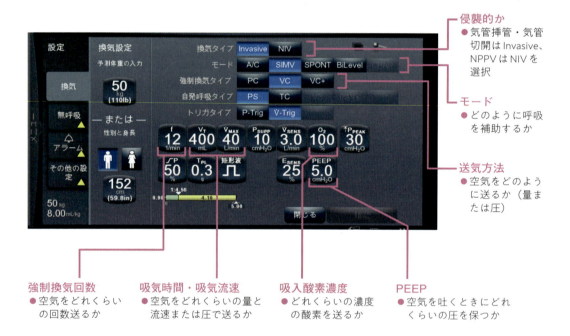

侵襲的か
- 気管挿管・気管切開は Invasive、NPPV は NIV を選択

モード
- どのように呼吸を補助するか

送気方法
- 空気をどのように送るか（量または圧）

強制換気回数
- 空気をどれくらいの回数送るか

吸気時間・吸気流速
- 空気をどれくらいの量と流速または圧で送るか

吸入酸素濃度
- どれくらいの濃度の酸素を送るか

PEEP
- 空気を吐くときにどれくらいの圧を保つか

> **あわせて知りたい**
> その他の細かな設定（トリガー感度や立ち上がり時間など）は、装着後に調整していきます。

> トリガー感度は「自発呼吸（呼吸努力）をどう感知するか」、立ち上がり時間は「吸気の初速」の設定です

■「モード」でどのように呼吸を補助するかを決める

①「モード」は、大きく分けて3種類

どのように呼吸をサポートするかを決めるのが、**モード**です。代表的なモードは、強制換気のある「A/C」「SIMV」と、強制換気のない「自発モード（CPAPやSPONT）」の3つでしたね →p.22。

初期設定の場面では、強制換気ができるA/CやSIMVに設定するのが一般的です 図3。

> **注意**
> 特殊なモードとしてBILEVEL（バイレベル）、BiPAP（バイパップ）、APRVなどがあります。
> 機種によってモードの名称が異なる場合もあるので、注意が必要です。

図3 モード

強制換気あり		強制換気なし
A/C	SIMV	自発モード（CPAP、SPONT）
強制換気のみ ● 自発呼吸がなければ、一定の周期で強制換気を行う	設定回数は強制換気 ● 設定回数以上の自発呼吸はサポート換気	サポート換気のみ（設定した場合） ● 自発呼吸がなければ無呼吸状態 →バックアップ換気（強制換気）が入る

強制換気（A/C）の場合

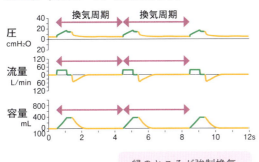

control（周期は一定、吸気努力なし）

緑のところが強制換気

assist（周期はバラバラ、吸気努力あり）

自発呼吸（SPONT）の場合

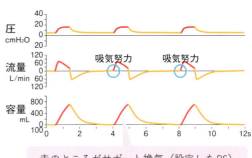

赤のところがサポート換気（設定したPS）

> **あわせて知りたい**
> サポート換気であるPSは、自発呼吸に合わせて圧力補助を行うものなので、呼吸回数などは患者の呼吸リズムによって変化します。
> 吸い終わりは流速で決定するため、同調性も良いとされます。
> 一般的にPS：5〜10cmH₂Oで開始し、得られる一回換気量から調整します。

②ARDS患者には、特殊なモード「APRV」を使うことも

主要な3つのモード（A/C、SIMV、自発モード）以外の特殊なモードもあります。このうち臨床でよく使われるのが<u>APRV</u>です。

APRVを使うのは、<u>ARDS</u>（急性呼吸窮迫症候群）＊などの重症呼吸不全の患者に対してです 図4 。重症呼吸不全患者の肺は、コンプライアンスが悪い（硬く、肺胞がつぶれた）状態にあります。そのため、常に圧をかけ続けて、つぶれた肺胞を開き、低酸素血症を改善しようとするのがAPRVです。

> **あわせて知りたい**
> APRVは、高圧（高PEEP相）と低圧（低PEEP相）を繰り返すモードなので、二相性CPAPと呼ばれます。
> 二相性CPAPには、APRVの他、BILEVEL、BiPAPなども含まれます。

図4 特殊なモードAPRV

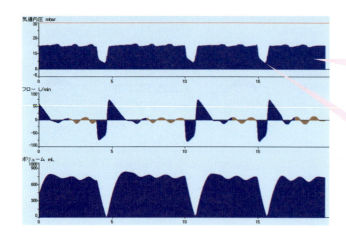

高圧相
平均気道内圧を高く維持することで、酸素化を改善させる

低圧相
気道内圧がずっと高い状態だと、二酸化炭素の蓄積や、静脈還流の低下が生じるため、ごく短時間、気道内圧を下げて、換気量を得ている

> **教えて！ SPONTとCPAPはどう違う？**
>
> SPONTは「CPAP＋PS」のことです。
> 厳密にいうと、CPAPは、吸気時にも呼気時にも、常に一定の陽圧をかけ続けるだけのモードなので、それだけだと呼吸困難が出現しやすくなります。そのため、実際には、吸気時に追加の圧力補助（PS：プレッシャーサポート）を行うことで、患者の負担を減らしています。つまり、これをモードとしてまとめたものが「SPONT」です。
> （児島徹）

＊ ARDS（acute respiratory distress syndrome）：急性呼吸窮迫症候群

■「送気方法」で、空気をどれくらいの量・圧で送るかを決める

送気方法は、量を規定するVCと、圧を規定するPCの2種類でしたね 図5 。

VC（量規定）は、決められた量の空気を送る様式なので、**一回換気量**（単位はmL）を設定します。

PC（圧規定）は、決められた圧力に達するまで空気を送る様式なので、**吸気圧**（単位はcmH₂O）を設定します。

> **あわせて知りたい**
> PC＝PCV、VC＝VCVです。末尾に"V"がついていなくても、意味は変わりません（VCVは量規定換気、PCVは圧規定換気、となります）。

図5 送気方法

VC（量規定）	PC（圧規定）
決められた量の空気を送る ● 一定の「換気量」が得られる ● 「気道内圧」を一定に保てないので、圧が高まりすぎ、圧損傷が起こるリスクがある 	決められた圧の空気を送る ● 一定の「気道内圧」が維持できる ● 患者の状態によって得られる「換気量」が変わるため、換気量不足が生じるリスクがある

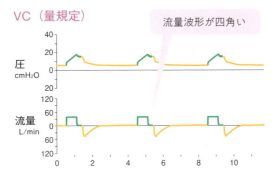

- 一回換気量 Vt＝8〜10mL/kgに設定するのが一般的
- 一回換気量は胸部の大きさを反映する予測体重を元に算出 →p.25

- 設定圧10cmH₂O程度で目標一回換気量が得られることが多い
- PEEPを含めて30cmH₂Oを超えないように注意
- 一回換気量の実測値を確認して調整

> **注意**
> PCを選択する場合は「最高気道内圧を設定する機種」か「above PEEP（PEEPから上乗せする圧）を入力する機種」か、に注意が必要です。**右図** はabove PEEPを設定する機種なので、最高気道内圧は15.0cmH₂O（PEEP5.0cmH₂O＋10cmH₂O）となります。

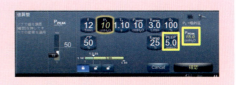

Part 2　人工呼吸器装着前のケア

■「換気回数」で、空気をどれくらいの回数送るかを決める

　1分間あたりの換気回数（**強制換気回数**）を設定します **図6**。

　吸気努力がなく、強制換気の場合、設定回数以上の換気が行われないため、この段階で「1分間あたりの換気量（**分時換気量**）」が決まります。

ここをチェック

分時換気量≒換気回数×一回換気量です。分時換気量を増やすためには、換気回数や一回換気量を増やす必要があります。

図6 換気回数の設定（Puritan BennettTM 980の例）

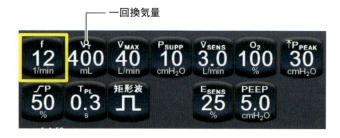

換気回数（f）は、10〜15回/分で設定するのが一般的です。

 ワンポイントアドバイス

プラトー時間

　吸入された空気は、抵抗の低い肺胞（流れやすいほう）にばかりに流れ、抵抗の高い肺胞には流れにくい現象が起こります。これを「不均等換気」といいます。

　プラトー時間は、空気を送ったあとにすぐに呼気に移行（呼気弁を開放）するのではなく、少しの時間圧力を保つことで、抵抗の低い肺胞から、抵抗の高い肺胞へ空気を移動させ、不均等換気を是正するものです。

　なお、プラトー時間の設定が必要なのは、VC（量規定）のときです。PC（圧規定）は圧力を保つ様式であるため、プラトー時間を設定しなくても不均等換気の是正が可能です。

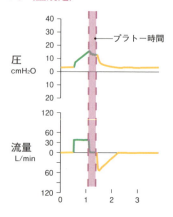

VC（量規定）

■「吸気時間や吸気流速」で、空気を送る時間や速度を決める

① PC（圧規定）では吸気時間を設定

PC（圧規定）の場合は「空気を送る時間」すなわち吸気時間（単位：秒）で設定します 図7 。

② VC（量規定）では吸気流速を設定

VC（量規定）の場合は「空気を送る速度」すなわち最大吸気流速（単位：L/分）で設定します 図8 。

流速が速いと、すぐに設定量に達します。つまり「吸気時間が短くなる」ということです。

流速が遅いときはその逆で、設定量に達するまでに時間がかかるため「吸気時間が長くなる」となります。

どちらの場合であっても、必ずI：E比も参考にしましょう。空気を送ることばかりに目がいきがちですが、しっかり空気を吐かせることも大切です。

> **注意**
> 例えば、呼吸回数20回/分の場合、1周期は3秒となります。吸気時間1秒に設定すると、呼気時間は2秒となり、I：E比＝1：2となります。
> 呼気時間が短いと、auto PEEPの原因になります。

> **ここをチェック**
> 吸気速度について考えてみましょう。
> ● 吸気流速30L/分だと…500mL/秒
>   500mL÷500mL/秒＝吸気時間1秒
> ● 吸気流速40L/分だと…660mL/秒
>   500mL÷660mL/秒＝吸気時間0.75秒

図7 吸気時間の設定 （Puritan Bennett™ 980の例）

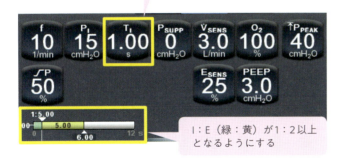

吸気時間は、通常は1秒程度で設定

I：E（緑：黄）が1：2以上となるようにする

> **ここをチェック**
> 吸気時間は「人工呼吸器から肺へ空気が送られる時間」、呼気時間は「人工呼吸器が呼気弁を開き、肺から空気が排出される時間」です。

図8 吸気流速の設定 （Puritan Bennett™ 980の例）

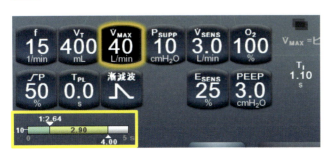

> 吸気流速＝換気量÷吸気時間です。つまり、送り込む量と流す時間で決まる、ということです

■「PEEP」で、空気を吐くときにどれくらいの圧を保つかを決める

PEEPは、呼気時の肺胞虚脱を防ぎ、機能的残気量を増加させるため、酸素化を改善させる効果が期待できます。

しかし、高すぎるPEEPは静脈還流を減少させ、循環抑制の可能性があるため、3～8cmH₂Oから開始するのが一般的です 図9 。

> **ここをチェック**
> PEEP (Positive end-expiratory pressure) は、呼気を吐き終わっても少しだけ圧をかけておくこと。呼気終末陽圧と訳されます。

図9 PEEPの設定

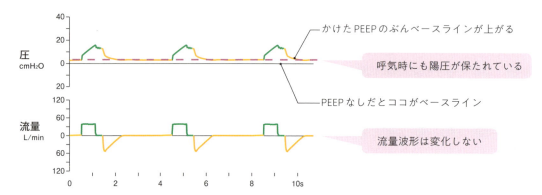

> **あわせて知りたい**
> PEEPをかけると、肺胞は、呼気を吐ききっても完全にはつぶれず、少しだけ膨らんだ状態を保つ（＝肺胞虚脱を防ぐ）ことになります。そうしておけば、いったんつぶれた肺胞を再びしっかり膨らませるよりも、少ない労力で肺胞を再び膨らませることができる（＝呼吸仕事量が減少する）、というわけです。

> **注意**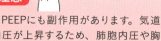
> PEEPにも副作用があります。気道内圧が上昇するため、肺胞内圧や胸腔内圧が上昇して心拍出量が低下し、血圧が低下しやすくなるのです。
> その他、肺の圧損傷、尿量の減少、脳圧の亢進にも注意が必要です。

> **教えて！ ずっとPEEPをかけ続けるモードがCPAPなの？**
>
> PEEPは、他の換気モードに追加して、呼気の最後に「圧がゼロにならないようにする」付加機能です。
> 一方、CPAPは、吸気時にも呼気時にも、持続的に陽圧をかけ続けるモードです。（児島徹）
>
>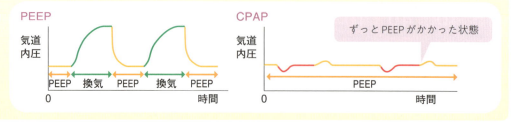

■「吸入酸素濃度」で、どれくらいの酸素濃度で送るかを決める

禁忌がない限り、吸入酸素濃度（F_IO_2）1.0＝100％から開始します 図10 。

その後SpO_2などを参考に調整していきます。

図10 吸入酸素濃度の設定 （Puritan BennettTM 980の例）

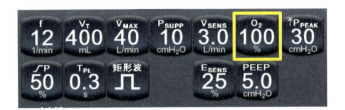

> **注意**
> 酸素濃度は、21％（大気中の酸素濃度）から100％（純酸素）の間で設定します。
> 酸素による毒性 →p.28 を考慮し、できるだけ60％以下で設定することが推奨されています。

ワンポイントアドバイス

その他の設定

■患者トリガー

人工呼吸器は、吸気努力によって生じる圧力または流量の変化を感知して、「吸気（自発呼吸）あり」と判断しています。

圧力の変化で吸気を感知するのが「圧トリガー」、流量の変化で吸気を感知するのが「フロートリガー」です。フロートリガーのほうが早く自発呼吸を感知できるため、呼吸仕事量が小さくてすむといわれています。

■立ち上がり時間とEsens（ターミネーション感度）

「立ち上がり時間」は、設定サポート圧に上昇するまでの時間のことです。立ち上がり時間が、患者の吸入速度より速すぎると気道内圧の上昇、遅すぎると吸気補助が不十分となってしまいます。

「Esens（ターミネーション感度）」は、呼気トリガーとも呼ばれ、PSだけの設定です。最大吸気流量に対して、どれくらいまで吸気流量が低下したら呼気へ移行するかを決める設定です。値を小さくすれば吸気は延長し、値を大きくすれば吸気は短縮します。

一般的にはEsens 25％で設定します。患者との同調性を観察し、設定変更しましょう。

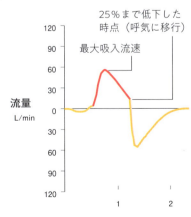

3 代表的な機種のモード・設定を整理して理解しよう

モードがわかりにくいのは、機種ごとに呼び名が異なるためです。多くの場合、「モード名＋送気方法（換気様式）」がセットになっているため、より混乱しやすくなります。

主要な機種別のモード名を 図11 に整理しますので、参考にしてください。

（児島徹）

図11 機種別・主要なモード名の概要

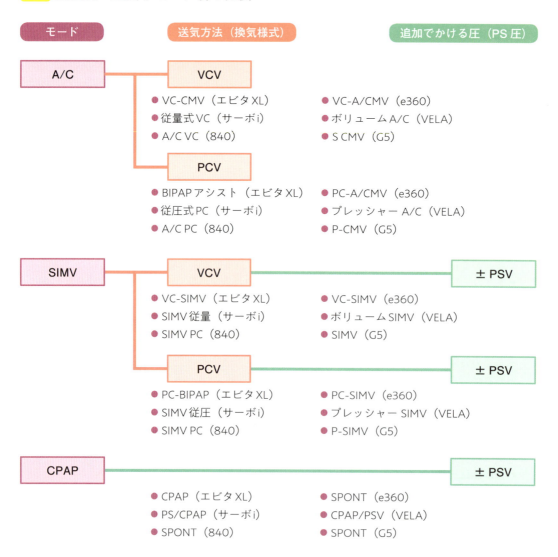

文献

1 讃井將満，大庭祐二編：人工呼吸管理に強くなる．羊土社，東京，2011．
2 Hess DR, Kacmarek RM 著，田中竜馬，瀬尾龍太郎，安宅一晃 他訳：ヘスとカクマレックの THE 人工呼吸ブック 第2版．メディカル・サイエンス・インターナショナル，東京，2015．

教えて！ 陽圧換気の弊害って、何？

■肺内の圧力の上昇

肺（胸腔）内の圧力が高まると、肺が傷つく可能性があります。

また、静脈血は胸腔側を通って肺に戻ってくるため、胸腔の圧が高いと道が狭まり、戻ってこられる血液量が減ってしまいます。

同時に肺血管も圧迫され、肺循環からの血液量も減ってしまいます。その結果、心拍出量が減り、血圧低下が生じるのです。もともと血圧の低い患者が人工呼吸器を使う際は注意が必要です。

忘れてはいけないのは、精神にも影響があるということです。普段と違う呼吸様式なので、患者はかなりのストレスを受けます。環境整備はもちろん、あまりにつらそうな場合は医師と鎮痛・鎮静の相談をしましょう。

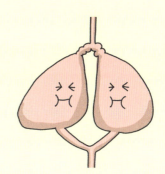

■血流について

気管挿管中の患者は、必然的に仰向けで寝ているため、背中側に血流が集中します。

自然な呼吸では、横隔膜が背中側の肺を引っ張るため、血流が多い背側の肺胞が膨らみますが、人工呼吸器では腹側に酸素が送られるため、血流の少ないほうの肺胞しか膨らみません。すると血流が豊富にある背中側に酸素が行き渡らず、効果的な呼吸ができないことがあります。これがいわゆる「酸素血流比不均等分布」です。

（川澄大祐）

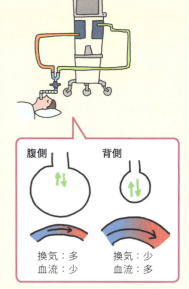

> **注意**
> ● 自発呼吸との違いを常に意識しましょう。
> ● つい、呼吸にばかり目がいきますが、循環への影響も考えましょう。
> ●「人工呼吸器だから呼吸は安心」ではなく「常に人工呼吸器が患者の体を傷つけている」と考えることが大切です。

Part 2 人工呼吸器装着前のケア

患者と家族への説明と支援
どうすればいい？

 コレだけおさえよう！

- 人工呼吸器を装着する患者とその家族は、さまざまな不安や苦痛を感じる
- 家族の面会は、患者、家族、医療者にとって貴重な時間である
- 患者、家族、医療者間で、病状、治療やケアに関する共通認識をもてるように確認しながらかかわる

1 人工呼吸器装着前に患者の意思決定を支援する

　人工呼吸器は侵襲的な機器で、装着には苦痛を伴います。患者が自分の病状や治療方法を理解し、望む治療を選択するためには、医療者が患者の価値観を共有し、生き方を尊重する支援をする必要があります。
　家族は、患者支援において重要な役割を担います。
　ここで、医療者が家族を支援する5つのステップを見ていくことにしましょう。

■Step1：患者を理解する

　まずは、患者像をとらえます。
　人工呼吸器装着前に把握すべき患者像に関する情報を、下記にまとめます。
- 患者の身体のどこに障害が生じているのか
- 生活のどこに支障を生じているのか
- どのような価値観を持ち、どのように生きてきた患者なのか
- 生じている障害を乗り越えるために必要な人や物、生きがいや目標は何か

■Step2：家族を理解する

　患者と家族の関係性や、一番の支えとなるキーパーソンは誰かを確認します。
　また、患者が病気になることで、家族各々の役割に支

> **注意**
> 　緊急に気管挿管が必要となった場合は、この5つのステップを素早く実施しなければなりません。家族は混乱・動揺していることが多いため、一方的な説明で同意を得ないよう注意が必要です。限られた時間で、患者にとって最善の治療が選択されるようにサポートする必要があります。

> **ここをチェック**
> 　すべて患者に聞くのではなく、ケア時の何気ない会話や、家族とのかかわりの様子などから情報収集を行い、そのつど患者プロファイルやカルテに残すことが大切です。
> 　そうすると、患者と家族への説明前に医療者が行うべき情報収集や情報共有がしやすくなります。

障が生じていないか、負担が増大して健康状態や生活に影響が出ていないかなども確認します。

得た情報は、カルテの共有欄やジェノグラムなどを活用し、医療者間で共有できるようにします 図1 。

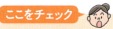

ジェノグラムに、キーパーソンや代理意思決定者を「★印」などでわかりやすく示しておくと、急変時の急な連絡や説明時に役に立ちます。

■ Step 3：患者と家族に必要な情報を提供する

得た情報をふまえ、患者や家族の思いや考え、価値観を共有し、患者が自分らしく生きる選択をするための情報を提供します 表1 [p.60] 。事前に、医療者間でどのように説明をするか話し合い、説明の同一性を確保します。

人工呼吸器装着中の患者を目の当たりにした家族は、多くの場合、無力感や恐怖、不安などを抱きます。特に、重症患者の家族は「情報」「接近」「保証」のニードが高いため、面会の機会を積極的に活用してかかわることが大切です 図2 [p.61] 。

■ Step 4：患者の思いや価値観を共有する

患者と家族は、説明をどのように感じたのか、病状や治療を理解したうえで「患者が譲れないこと、望むこと、どう生きていきたいか」などを、患者、家族、医療者とで共有します。

ここをチェック

患者と家族が、思いや考えを表出できる雰囲気作り、姿勢、声かけが大切です。

図1 ジェノグラム（例）

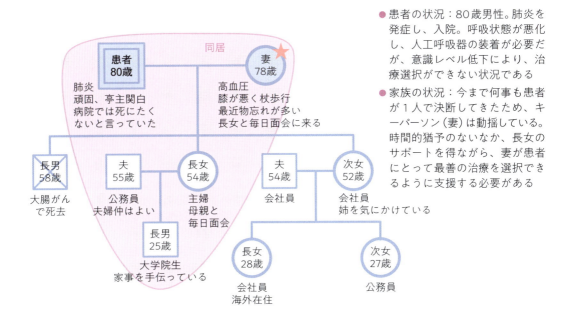

- 患者の状況：80歳男性。肺炎を発症し、入院。呼吸状態が悪化し、人工呼吸器の装着が必要だが、意識レベル低下により、治療選択ができない状況である
- 家族の状況：今まで何事も患者が1人で決断してきたため、キーパーソン（妻）は動揺している。時間的猶予のないなか、長女のサポートを得ながら、妻が患者にとって最善の治療を選択できるように支援する必要がある

Part 2 人工呼吸器装着前のケア

表1 人工呼吸器装着前に提供する「情報」の内容

病状について		● 病状をどのように認識しているのか、どの程度聞きたいか確認する ● 患者の年齢や理解力に合わせ、病状と今後の見通し、急変の可能性の有無などを説明する
	看護の実際	● 患者の聞きたいこと確認し、説明前に医師へ伝えると、話し合いが円滑に進む ● 患者が聞きたいことを聞けなかった場合、看護師から医師へ説明を促す ● 患者、家族、医療とで病状に対する認識のずれがないか確認する
人工呼吸器について		● 人工呼吸器の目的や効果、弊害について説明する ● 治療期間、回復の見込みの程度、人工呼吸器装着の有無による治療方法の違い、今後の見通し、予後などを医学的な見地をふまえて選択肢を提示する
	看護の実際	● 一方的な説明にならないよう、「説明を聞いてどう思いましたか？ わからないことはないですか？」など、理解できているか、疑問はないか確認する
コミュニケーションについて		● 気管にチューブを挿入するため会話ができないこと、抜管後は話せることを説明する ● 人工呼吸器装着中は、非言語的コミュニケーションで意思を伝達できることを説明する
	看護の実際	● 人工呼吸器装着中は、ジェスチャーや筆談、文字盤を用いてコミュニケーションを図ることを説明する。実物を見せて使いやすいものを選んでもらう、持参してもらうなどもよい ● 手元に必ずナースコールを置き、何かあればいつでも呼ぶように伝える
ストレスについて		● 人工呼吸器装着中は、挿管チューブの違和感や安静による体の痛み、口渇、不眠、せん妄といったストレスがかかるが、できる限り投薬やケアによって軽減することを説明する
	看護の実際	●「軽減できる」という安心感をもてるよう、起こりうるできごとと具体的な対処方法を事前に伝える
アラームについて		● さまざまな機械音が鳴るが、異常時は医師や看護師がすぐ対応することを説明する
	看護の実際	●「痰がたまってアラームが鳴ったので、吸引しますね」など、アラームの原因を説明し、「悪いことが起きているかも」という不安・恐怖の軽減に努める ● 不要なアラームが鳴らないよう、適切なアラーム設定とする ● 状態が落ち着き、ベッドの状況が許せば個室への移動や、患者の希望があれば耳栓を使用するなどして、休息できるような環境や状態を整える
面会について		● 面会時間や注意事項を説明する
	看護の実際	● 医療者も「面会が好ましいことだと思っている」ことを伝える ● 多くの家族は、人工呼吸器装着中の患者を目の当たりにして、無力感や恐怖、不安などを抱く。面会は、重症患者の家族がもつ「情報」「接近」「保証」のニードを満たすことにつながる ● 家族のニードは患者の状態や経過によって異なる。面会は限られた時間で家族のニードを捉え支援を行える医療者にとっても貴重な時間だと心得る

図2 「面会」によって満たされる家族のニード（重症患者の場合）

情報のニード
患者がどのように治療・ケアされているかがわかる

接近のニード
面会時、患者に触れたり、ケアに参加したりできる

保証のニード
夜間の様子など、家族が面会に来ていない間のできごとを聞くことで、「ちゃんと看てもらっている」という実感が得られる

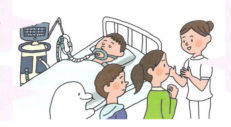

■Step 5：治療を選択する

　患者の思いや価値観をふまえ、どのような治療方法がベストなのか、患者にとって最善の利益になるように提案します。

　患者が納得したうえで人工呼吸器を装着するかどうかを選択できるように、考える時間や、家族で話し合いをもつ場を設けることも大切です。

　患者の意識がない場合は、家族が代理で意思決定をしなければなりません。患者の立場に立って家族が選択できるように、思いや考えを整理する援助が必要となります。

ここをチェック
治療が患者や家族の考える最善の利益と一致しているか、患者や家族が納得し、迷いはないかなど、表情や発言に注目する必要があります。

ここをチェック
患者が元気だったころに治療や延命について話をしたことがあれば、患者の意思を尊重します。そうではない場合、「もし今患者が話せたら、人工呼吸器装着を選択しますか？」と確認してみましょう。

①「人工呼吸器を装着する」という選択をした場合

　患者が人工呼吸器を装着すると決断した理由や思いを共有し、治療の目標やゴールを決めます。

　病状や治療について、わからないことや不安なことがあればそのつど説明し、信頼関係を築きながら、その目標やゴールに向かって患者、家族、医療者がともに歩めるように治療を進めます。

　治療の前後に「心停止に陥る可能性がある」と考えられた場合は、DNAR指示の確認も必要です。

注意
DNARの正しい意味を理解しましょう。「do not attempt resuscitation」つまり「心停止時に心肺蘇生術を試みない」という意味です。
ICU入室や輸血、抗菌薬といった治療を中止することではありません！

②「人工呼吸器を装着しない」という選択をした場合

　「機械に生かされる人生は嫌だ」という患者の価値観や人生観が、治療と合致しない場合に、人工呼吸器を装着しないという患者の意思を尊重することもあります。患者の意思を尊重した治療の差し控え（withholding）や治療の中止（withdrawing）です。

　その際は、医学的に人工呼吸器を装着することが患者にとって無益なのか、患者が十分な情報を得て理解した

うえで決定したのか、家族に対立する意見はないか、倫理的な問題はないかを十分に話し合う必要があります。

（齋藤由佳）

ワンポイントアドバイス

患者の意思を決定するための取り組み

患者の意思を尊重した治療を行うためには、前述の5つのステップが必要です。しかし、生命の危機的状況に陥った患者の70%が自分の意思を伝えられていない、といわれます。

■アドバンス・ディレクティブとリビング・ウィル＝結果

意識や判断能力が消失しても最後まで自分の意思を治療に反映させるため、あらかじめ「医療やケアに関する指示」や「代理決定者を表明すること」を表明することを、アドバンス・ディレクティブといいます。

このなかの、「医療やケアに関する指示」を明文化したものがリビング・ウィルです。つまり、DNAR指示は、リビング・ウィルに内包される、ということです。

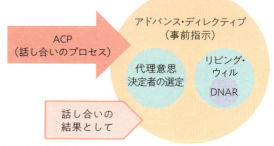

阿部泰之，木澤義之：アドバンス・ケア・プランニングの考え方と日本における展開．長江弘子編，看護実践にいかすエンド・オブ・ライフケア第2版．日本看護協会出版会，東京，2018：65．より転載

■事前指示書を作成するプロセス＝アドバンス・ケア・プランニング

厚生労働省の調査[1]によると、国民の66.0%があらかじめ事前指示書を作成しておくことに賛成であるにもかかわらず、そのうち作成しているのは8.1%だったとされています。

事前指示書が作成されていたケースでも、患者が終末期の状態や状況を正しく理解して書いたかがわからない場合や、作成時と現在の状況が異なっていて本人の意思といえるかわからない場合など、さまざまな問題があります。

このような背景から、事前指示書という「結果」ではなく、患者と家族（代理意思決定者）、医療者が、患者の価値観や人生観を共有しながら、人生の最終段階における医療やケアについて繰り返し話し合うプロセス（過程）を重要視するアドバンス・ケア・プランニング（advancce care planning：ACP）が注目されるようになりました。

ACPには、最期まで患者の意思を尊重した医療・ケアを提供し、家族（代理意思決定者）の負担を軽減できる可能性があります。しかし、患者だけでなく医療者にもあまり周知されていないため、日本ではまだ取り組んでいる施設も少ないのが現状です。

医療技術が進歩した今、ただただ患者の命を延ばす医療ではなく、患者一人ひとりの生き方を尊重し、ともに考える医療が求められています。

文献

1 厚生労働省：平成29年度人生の最終段階における医療に関する意識調査報告書．https://www.mhlw.go.jp/toukei/list/dl/saisyuiryo_a_h29.pdf（2019.9.19アクセス）．
2 鈴木和子，渡辺裕子：家族看護学 理論と実践 第4版．日本看護協会出版，東京，2015：234-248．
3 木澤義之：アドバンスケア・プランニング（APC）：今に至るまで．緩和ケア 2019；29（3）：195-199．
4 箕岡真子：蘇生不要指示のゆくえ．ワールドプランニング，東京，2012：65-67，86-100．

Part 3 人工呼吸器装着中のケア

- 何に注意すればいい？ ▶ **人工呼吸器使用中の点検**
- 何に注意すればいい？ ▶ **実施中の管理のポイント**
- 何を、どう見る？ ▶ **グラフィックによる異常の見かた**
- どう行う？ ▶ **アセスメントとケア**
  呼吸のアセスメント／体位変換／気管吸引／口腔ケア／チューブの留め直し
- 1日も早い抜管を目指す！ ▶ **ABCDEFバンドル**
- どうすればいい？ ▶ **患者の苦痛への対応**

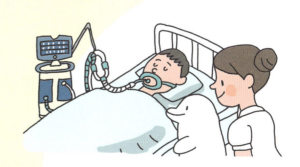

Part 3　人工呼吸器装着中のケア

人工呼吸器使用中の点検

何に注意すればいい?

コレだけおさえよう!

- 人工呼吸器回路は接続部分が多いので、緩みなどがないか、漏れなく確認する
- 設定やアラームに関しても、点検時にチェックする
- 人工呼吸器のトラブルは患者の生命の危機に直結するため、用手換気がすぐにできる状態にしておく

1 使用中の点検には、チェック表を用いる

人工呼吸器使用中の点検は、チェック表を用いて行います 表1 。各項目のチェックポイントを見ていくことにしましょう。

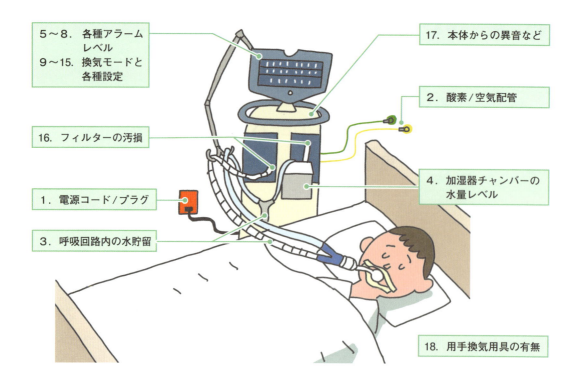

5〜8. 各種アラームレベル
9〜15. 換気モードと各種設定
17. 本体からの異音など
2. 酸素/空気配管
16. フィルターの汚損
4. 加湿器チャンバーの水量レベル
1. 電源コード/プラグ
3. 呼吸回路内の水貯留
18. 用手換気用具の有無

表1 チェック表（例）

患者使用時点検表

形式：
管理番号又はシリアルNo.：

＜施行時＞

	点検項目 / 点検年月日							
回路	1. 電源コード／プラグ							
	2. 酸素／空気配管							
	3. 呼吸回路内の貯留水							
	4. 加湿器チャンバーの水量レベル							
設定	5. 低圧アラームレベル							
	6. 高圧アラームレベル							
	7. 低分時換気量アラームレベル							
	8. 高分時換気量アラームレベル							
	9. 換気モード							
	10. 最高気道内圧レベル							
	11. PEEPレベル							
	12. 一回換気量もしくは設定圧							
	13. 換気回数							
	14. トリガー感度レベル							
	15. 設定吸入酸素濃度							
トラブル対応	16. フィルターの汚損							
	17. 装置本体からの異音など							
	18. 用手換気用具の有無							
	使用時間							
	点検実施者							

＜回路交換実施時＞

人工呼吸器の点検

1. 最高気道内圧レベル	
2. 各種設定	
3. 加湿器チャンバーの水量レベル	
4. 各アラームレベル	
5. 吸入酸素濃度	
6. 呼気弁ユニット	
7. フィルターの汚損	
8. 回路の吸気・呼気確認	
9. 装置本体からの異音等	
点検実施者	

回路交換実施者

日付／サイン	

日本臨床工学技士会による『医療スタッフのための人工呼吸療法における安全対策マニュアル』などを参考にまとめるとよいでしょう

■回路の点検ポイントは「接続」「破損」「水」

① 電源コード/プラグ

非常用電源（緑または赤コンセント）に接続されている必要があります。

コードに破損がないこと、確実にプラグに接続されていることを確認しましょう。

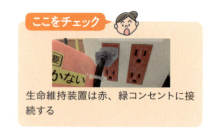

ここをチェック
生命維持装置は赤、緑コンセントに接続する

② 酸素/空気配管

中央配管システムのアウトレット（酸素、圧縮空気）に、ホースアセンブリが確実に接続されていることを確認します。

また、ホースアセンブリに破損や亀裂がないこと、ベッドなどに挟まっていないことも確認します。

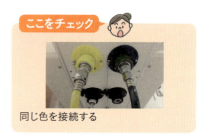

ここをチェック
同じ色を接続する

③ 回路内の貯留水

回路に水が貯留していたら、取り除きます。

その後、まっすぐ確実に接続したことを確認します。

また、貯留水の確認の際に、呼吸回路の接続状況や、リークがないことも確認しましょう。

人工呼吸器回路は接続部が多いため、点検時に緩みなどがないか確認することが大切です。

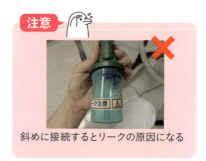

注意
斜めに接続するとリークの原因になる

④ 加温加湿器チャンバーの水量レベル

水量レベルの確認とあわせて、温度表示がある加温加湿器の場合は温度が十分に上昇していることを、温度表示がない加温加湿器の場合は手で触れて温度が上昇していることを確認します。

この際に、空焚き防止のため、自動給水型の加温加湿器では、蒸留水残量も確認してください。

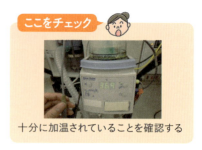

ここをチェック
十分に加温されていることを確認する

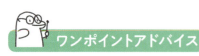

ワンポイントアドバイス

人工鼻使用時の確認

人工鼻を使用している場合は、人工鼻の汚染（目詰まりの原因となる気管内分泌物など）の有無と、加温加湿の度合いを確認します。

なお、人工鼻と加温加湿器の併用は禁忌です（人工鼻が閉塞するため）。

⑤ 各種フィルターの汚染・水貯留の有無

回路の確認を行う際、あわせて各種フィルターの状況も確認します。

■設定の確認ポイントは「アラーム」「作動状況」

① 設定に問題はないか

換気設定指示書をもとに、換気様式（送気方法）、吸入酸素濃度、一回換気量、吸気圧、吸気時間、PEEP値、I：E比、呼吸数などの設定を確認し、実測値や患者状態に問題がないことを確認します。

② アラーム設定は適切か 図1

アラームは、患者の状態に合わせて設定します →p.74 。

図1 アラーム設定（Puritan Bennett ™ 980の場合）

代表的なアラーム

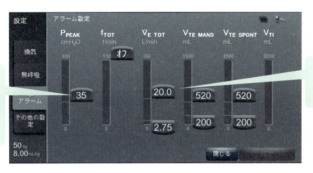

気道内圧高圧アラーム
一般的に「気道内圧＋10cmH₂O」に設定

換気量アラーム
実測値の70〜80％前後に設定

無呼吸アラーム時の設定（無呼吸換気設定）

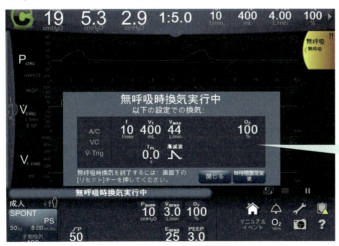

無呼吸アラーム
一般的には15〜20秒で設定
＊多くの機種では無呼吸アラーム発生時には無呼吸換気が実行されるため、無呼吸時換気設定も確認すること

気道内圧、換気量、換気回数、吸入酸素濃度などのアラームの設定は適切か、**無呼吸アラーム**が正しく設定されているかを確認します。

■その他「トラブル対応」にかかわる点検も忘れずに行う

① 人工呼吸器本体からの異常音の有無

人工呼吸器から異常音が発生する場合、人工呼吸器の故障が考えられるため、使用を中止するなどの対処が必要になります。医師や臨床工学技士に相談しましょう。

② 用手換気用具の有無

人工呼吸器を使用しているときは、常に用手換気用具（**バッグバルブマスク**や**ジャクソンリース**）を用意しておきます。

> **注意**
> ジャクソンリースは、ガス漏れがないと使用できないことに注意が必要です。
> 使い方も難しいので、誰でも使えるバッグバルブマスクを用意しておくほうがよいでしょう。

（児島徹）

文献
1　日本臨床工学技士会，業務安全対策委員会編：医療スタッフのための人工呼吸療法における安全対策マニュアル Ver.1.10．日本臨床工学技士会，東京，2003．

実施中の管理のポイント

 コレだけおさえよう！

- 人工呼吸器装着中は、患者状態の確認、カフ圧計を使ったカフ圧確認を行う
- アラームが鳴ったら、まずは患者状態を確認し、原因に沿った対策を行う
- 静脈還流の低下、VAP、VALI、緊張性気胸、auto-PEEP、不同調、チューブの狭窄、チューブの抜去に注意して管理する

1 患者状態の確認（視診・聴診）は必ず行う

人工呼吸器装着中は、どんなときでも、患者の呼吸状態を確認することが大切です 図1 。呼吸回数、呼吸パターン、胸郭の動き、呼吸音の異常の有無は、必ず確認しましょう →p.89 。

また、呼吸状態に影響を及ぼす痛みや苦痛の有無についても、必ず確認してください →p.136 。

図1 患者状態の把握

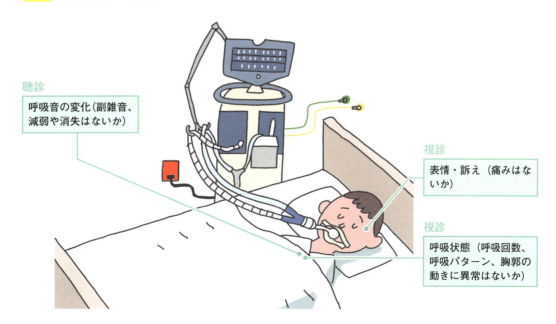

Part 3 人工呼吸器装着中のケア

2 「カフ圧」は、ケア実施時に必ず確認する

カフ（気管チューブの先端にある風船）は、パイロットバルーンから空気を注入して膨らませます。気管壁に密着することでリークを防止し、気道の陽圧を維持するものです。

カフ圧は、8時間に1度は調整する必要があります。カフに入れた空気は徐々に脱けてしまい、8時間で約5cmH₂O低下するとされるからです。

口腔ケア、気管吸引、体位変換などケアを行う際には、定期的にカフ圧を確認しましょう 図2 。

> **注意**
> 患者の気管の太さ、挿管チューブのサイズや種類、肺や気道の状態によって適切なカフ圧は異なります。「耳たぶくらいの柔らかさ」という主観的な評価ではなく、カフ圧計を使用し20〜30cmH₂O（30cmH₂Oを超えないように）で管理します。

図2 カフ圧確認

パイロットバルーンにカフ圧計を接続してカフ圧を測定する

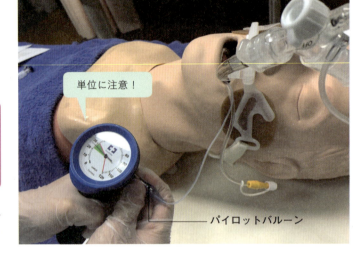

単位に注意！

パイロットバルーン

カフ圧が低い場合は、ハンドポンプ（握りの部分）をゆっくり押して加圧します

低すぎるカフ圧	適正なカフ圧	高すぎるカフ圧
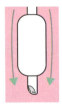	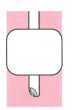	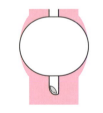
●カフ圧計を用いれば、カフを脱気せずにカフ圧を測定できるため、垂れ込みを起こさずにすむ	●カフ圧が低すぎると、換気量低下や分泌物の垂れ込みが生じる	●カフ圧が高すぎると、気道粘膜の壊死や穿孔だけでなく、食道や動脈の障害なども起こりうる

3 「なぜその設定か」を知ってケアする

■ARDS（急性呼吸窮迫症候群）

ARDS[*1]は、さまざまなリスクファクターが原因となって、急激に起こる**非心原性肺水腫**です。

治療戦略は、①原疾患の治療、②肺保護戦略、③肺以外の臓器保護管理、の3つがあり、人工呼吸器がかかわるのは、このうち**肺保護戦略**です 図3 。

ARDSの肺はコンプライアンスが低下しています。そのため、換気の十分な確保（＝一般的な設定）を優先すると、圧外傷や容量損傷のリスクが高まってしまいます。そのリスクを避けるため、過剰な圧・容量がかからないような設定（肺保護戦略）が重要とされているのです。

ここをチェック

看護のポイントは、以下の3つです。
- 人工呼吸器設定の目標値をチームで統一し、血ガスを定期的に測定する
- 呼吸回数が増大し、酸素消費量が増えるため、苦痛が強まらないような鎮静を行う
- 腹臥位のタイミングをチームで話し合い、効果的で安全に行えるようにする

図3 ARDS

病態のイメージ

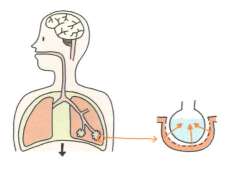
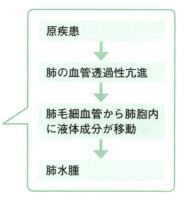

原疾患
↓
肺の血管透過性亢進
↓
肺毛細血管から肺胞内に液体成分が移動
↓
肺水腫

人工呼吸器による肺保護戦略の概要

低一回換気量	●一回換気量6〜8 mL/kgが強く推奨される
低プラトー	●プラトー≦30cmH₂Oが予後を改善させる
High PEEP	●中等度以上（$PaO_2/F_IO_2 < 200$）のARDSに対しては、通常より高いPEEP設定が推奨される

＊1　ARDS（acute respiratory distress syndrome）：急性呼吸窮迫症候群

■COPD（慢性閉塞性肺疾患）急性増悪

COPD[*2]は、気道炎症によって気道抵抗が上昇し、呼吸仕事量の増大、酸素化の悪化、二酸化炭素の貯留を生じる疾患です。

急性増悪時の人工呼吸器管理は、酸素化と換気の改善、呼吸仕事量の軽減、肺の過膨張の予防を目標に行います。「auto PEEPができるだけ少なくなる設定」にするのがポイントです 図4。COPD急性増悪時には、1回1回の呼吸が終わる前に次の呼吸が始まるため、残気量が増えて過膨張が進み、auto PEEPが発生しやすくなるためです。

なお、第一選択はNPPV（非侵襲的陽圧換気）[*3]であることも、あわせておさえておきましょう。

> **ここをチェック**
>
> 看護のポイントは、以下の3つです。
> - 末梢気道の痰の排出を促す（体位ドレナージやスクイージングなど）
> - 栄養状態を改善できるように介入する（COPD患者は、呼吸機能悪化の原因となる栄養障害を起こしていることが多い）
> - 酸素投与量は医師と相談して決める（高流量酸素投与でCO_2ナルコーシスになる可能性がある）

図4 COPD急性増悪

病態のイメージ

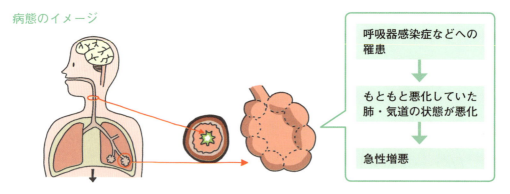

人工呼吸器設定の概要

モードはA/Cに	● 人工呼吸器使用時は、呼吸仕事量が増大しているため、A/Cモードで開始する ● 送気方法（PC：圧規定、VC：量規定）は、使い慣れているほうを選択する
酸素濃度は必要最低限に	● FIO_2（酸素濃度）のめやすは「PaO_2：60％、SpO_2：92％」とする ● この設定であれば、低酸素の危険も、高濃度酸素による酸素毒性も回避できる
一回換気量は低めに	● 適切な一回換気量・換気回数は明確になっていないため、一回換気量6～8 mL/kgでの管理を目指す ● $PaCO_2$は基準値を目指す必要はなく、PH＞7.2が管理のめやすとされている
PEEPは高めに	● PEEPは5～10mmH₂Oの範囲で調整する ● PEEPを高くし、一回換気量を小さくする、吸気時間を短くまたは吸気流量を速くする

[*2] COPD（chronic obstructive pulmonary disease）：慢性閉塞性肺疾患
[*3] NPPV（non-invasive positive pressure ventilation）：非侵襲的陽圧換気

■気管支喘息発作

　気管支喘息は、気道の炎症により気道の過敏性が亢進し、気道粘膜の浮腫や気道平滑筋の収縮が起こり、気道抵抗が上昇して気流制限を起こす疾患です。

　発作時に問題となるのは、気道狭窄のため呼気の排出障害が起こり、auto PEEPが増加して肺の過膨張が起こることです。その結果、胸腔内圧が上昇し、静脈還流量は減少して血圧が低下するため、できるだけauto PEEPが起こらないような設定にする必要があります 図5 。

> **ここをチェック**
> 看護のポイントは、以下の2つです。
> ● SpO_2低下を認めたら、ただちに酸素濃度を上げる（喘息発作で低下している可能性があるため）
> ● 吸入薬は確実に投与する（投与しないと発作が出やすくなることもある）

図5　気管支喘息発作

病態のイメージ

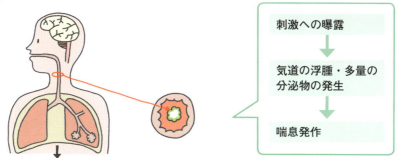

人工呼吸器設定の概要

モード・送気方法の規定はない	● どちらの送気方法（PC：圧規定、VC：量規定）を選択しても問題はなく、患者と同調できるモードに設定すればよい
十分な「呼息」を確保する	● auto PEEPの対策は、十分に呼息できるようにすること ● まず、吸気流量や吸気時間の変更、呼吸回数の減少を行う
プラトー圧は低めに	● プラトー圧が30mmH₂Oを超えないようにモニタリングする（auto PEEPの評価、肺の過膨張を増加させないため） ● プラトー圧の管理は、VALIの回避にもつながる

4 アラームが鳴ったら、ベッドサイドに行く

人工呼吸器のアラームが鳴ったら、まずはベッドサイドに行き、以下の5点を確認します。
①鳴っているアラームの種類 表1 と人工呼吸器の設定
②患者の酸素化（SpO_2）と循環動態
③患者の問題（痰、挿管チューブを噛むなど）
④回路や、人工呼吸器本体、配管、配線の問題
⑤アラームの異常

どのアラームでも「酸素化と換気」を評価し、安全を確保します。

> **注意**
> 呼吸器系の緊急時対応では「100%酸素での用手換気」が必須です。
> ベッドサイドに、必ずバッグバルブマスクまたはジャクソンリースのどちらかを置いておく（最低でも場所を把握しておく）必要があります。

表1 アラームの種類と対応

アラーム名と意味	考えられる対応 患者側	考えられる対応 機器側
気道内圧下限アラーム →気道内圧が下限より低い →換気が適切に行われていない可能性がある	●一回換気量や呼吸回数の低下 ●カフリーク	●回路のリーク、外れ ●気道内圧センサー内の水分貯留や閉塞 ●高すぎるアラーム設定
気道内圧上限アラーム →気道内圧が上限より高い →肺の圧損傷が生じる可能性がある	●呼吸器不同調　●片肺換気 ●肺コンプライアンスの低下 ●気道狭窄、気道分泌物の貯留 ●気管チューブの屈曲	●回路の屈曲、閉塞 ●人工鼻の閉塞 ●水分貯留 ●低すぎるアラーム設定
呼気分時換気量下限アラーム →1分あたりの換気量が下限より低い →換気が適切に行われていない可能性がある	●一回換気量や呼吸回数の低下 ●カフリーク	●回路のリーク ●呼気弁の破損 ●気道内圧センサー内の水分貯留や閉塞 ●高すぎるアラーム設定
呼気分時換気量上限アラーム →1分あたりの換気量が上限より高い →患者が高い換気量を必要としているか、低二酸化炭素血症による呼吸性アルカローシスの可能性がある	●一回換気量や呼吸回数上昇 ●カフリーク	●回路のリーク、外れ ●気道内圧センサー内の水分貯留や閉塞 ●低すぎるアラーム設定
呼気終末期下限アラーム →呼気終末圧が設定より低い	●気管チューブの抜去	●回路のリーク、外れ
無呼吸アラーム →設定時間内に患者の呼吸がない →無呼吸、回路外れの可能性がある	●自発呼吸停止　●auto PEEP ●分時換気量低下 ●呼吸中枢の障害 ●カフリーク、破損	●回路の外れ、緩み、水分貯留 ●気道内圧センサー内の水分貯留、閉塞

5 人工呼吸器による全身への影響を理解する

■静脈還流の低下

人工呼吸器を使用すると、少なからず、静脈還流の低下が起こります。

人工呼吸器は「無理やり肺内に空気を押し込む」ため、肺胞内が陽圧になります。肺胞が陽圧になると、膨張して周囲の毛細血管を圧迫し、血流を阻害します。

血液は「全身→右房→右室→肺動脈→肺→肺静脈→左房→左室→全身」と流れるため、肺で血流が阻害されると、その手前の血流が順々に低下していきます。これが、静脈還流の低下です 図6 。

> **注意**
> 陽圧換気にすると、少なからず静脈還流の低下が生じます。さらなる悪化を防ぐため、PEEPの設定値を下げる必要があります。
> 血圧低下が生じた場合は、ひとまずFiO₂を上げて酸素化を確認したうえで、PEEPの調整をしましょう。

① 起こりうる影響

静脈還流が減少すると、脳圧が上昇します。

また、本来流れるはずの肺血流が肺でうっ滞するので、肺より後に流れる血液量が減ります。つまり、肺静脈、左房、左室の血液量が減少するので、心拍出量が減少します。それに伴って各臓器の血流が低下し、尿量が減少したり、冠動脈の血流が悪くなったりと全身に影響が出ることがあります。

図6 「静脈還流の低下」のしくみ

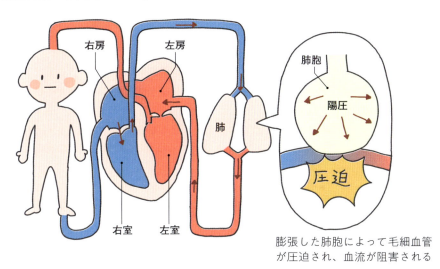

膨張した肺胞によって毛細血管が圧迫され、血流が阻害される

- 肺で血流が阻害されると、手前の「肺動脈」で血液が滞る
- 肺動脈圧が上がると、手前の「右室」の圧も上がるため、結果的に手前の「右房」の圧が上がる

■VAP（人工呼吸器関連肺炎）

VAP[*4]は、気管挿管による人工呼吸器開始48時間以降に発生する肺炎と定義されています。これは、気管挿管、人工呼吸器装着前に肺炎がないことが条件です。

通常、上気道は外部から侵入してくる細菌やウイルスを下気道へ侵入させない機能を備えていますが、人工呼吸器使用時には上気道がバイパスされるため、細菌が下気道に侵入します 図7 。その結果、特に免疫機能が低下した重症患者ではVAPを起こしやすくなるのです。

> **あわせて知りたい**
>
> VAPは、医療コストを増やすだけでなく、人工呼吸器装着期間の延長や合併症の増加をもたらし、死亡率を高める可能性もあります。
>
> VAPが1件起きるごとに医療費が余分に5万ドル（日本円で500万円）かかると推定されており、予防の徹底が重要視されています。

① 予防対策

VAP予防の基本は、「分泌物の気管への流入予防 表2 」「口腔ケアの徹底 →p.110 」の2点に集約されます。

図7　VAPの発生経路と分類

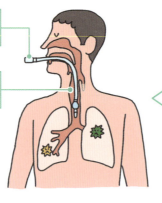

- 汚染した回路や回路開放に伴う細菌の流入
- 上気道の細菌や逆流した胃内容物の誤嚥

早期VAP（気管挿管から4日以内）
- 主に気管挿管の過程で生じる
- 口腔・咽頭内の常在菌（黄色ブドウ球菌、肺炎球菌など）が原因

晩期VAP（気管挿管5日以降）
- 胃内容物や口腔内貯留物が関与
- 多剤耐性のグラム陰性桿菌（緑膿菌、セラチア菌など）が原因

表2　VAP予防：分泌物の気管への流入予防のポイント

手指衛生を確実に実施する	●手指衛生は、すべての院内感染予防に共通した基本的かつ重要な予防策である
人工呼吸器回路を頻繁に交換しない	●回路を定期的に交換しなくてもVAPの発生率は上がらない ●VAPの原因であると疑われる場合は、呼吸器内部の回路も含め、滅菌、消毒を考慮する
人工呼吸器から離脱できるか毎日評価する	●気管挿管時間の短縮を目指し、毎日SBT（自発呼吸トライ）を行い、離脱可能かどうか検討する（チームで情報共有しながら日々査定・実施していく）
人工呼吸器中の患者を仰臥位で管理しない	●体位制限がない限り、上体を30～45度挙上した頭高位、側臥位や腹臥位がよいとされている

■VALI（人工呼吸器関連肺傷害）
　　　　ヴァリ

　VALI[*5]は、人工呼吸器管理により、肺胞が虚脱と過伸展を繰り返すことで生じる傷害です。肺胞破裂、リーク、気胸や縦隔気腫を引き起こす可能性があります。

　機序によって4つに分類されます 表3 。

> あわせて知りたい
> VALIとVILI（ventilator-associated-induced lung injury）は、ほぼ同義です。

①予防対策

　VALIを予防するためには、低容量換気（肺保護戦略 →p.71）への切り替えが必要です。

表3　VALIの発症機序と分類

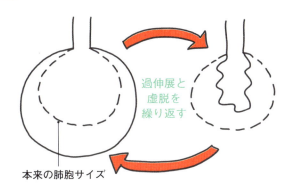

特に、ARDSなどで硬くなった肺（コンプライアンスの低下した肺）で生じやすいです

圧損傷 （バロトラウマ） （barotrauma）	●気胸や皮下・縦隔気腫など、高い肺胞内圧や気道内圧で生じやすい ●正常な肺胞に過剰な圧の換気を送ることで、肺胞が過膨張して生じることも多い
容量損傷 （ボルトラウマ） （volutrauma）	●肺血管の透過性亢進、肺胞の過伸展、過大な一回換気量などで生じやすい
無気肺損傷 （アテレクトラウマ） （atelectrauma）	●無気肺領域の肺胞が、虚脱と再膨張（過膨張）を繰り返すことで発生した「ずり応力（肺胞間相互の摩擦力）」によって生じる ●肺胞出血や肺血管透過性亢進による肺水腫で生じる ●虚脱している肺胞と、開存している肺胞の圧較差によっても生じやすい
生理学的損傷 （ビオトラウマ） （biotrauma）	●肺に起こる局所の炎症が全身に及ぶことで生じる ●肺胞が、過膨張と虚脱・再開通を繰り返すことで炎症性サイトカインなどが誘導されると生じやすくなる

＊4　VAP（ventilator-associated pneumonia）：人工呼吸器関連肺炎
＊5　VALI（ventilator associated lung injury）：人工呼吸器関連肺傷害

■緊張性気胸

緊張性気胸は、肺組織の炎症や気腫性変化によって脆くなった組織に陽圧がかかり、破裂することで生じます。

緊張性気胸は、VC（量規定）よりPC（圧規定）のほうが緩やかに進行するので、気づかないうちに悪化していることがあります。アラームだけでなく、フィジカルアセスメントを行い、早期発見に努めましょう。

> **注意**
> VC（量規定）では、急激に最高気道内圧が上昇するため、アラームで気づくことがあります。
> PC（圧規定）では、最高気道内圧が一定なので、一回換気量や分時換気量の低下アラームによって発見されることがあります。

① 起こりうる影響

破裂した側（患側肺）の胸腔内に肺内ガスが流れ込んだ結果、患側肺の虚脱、横隔膜低位、健側への横隔偏位が生じて呼吸が障害されます。同時に、大静脈の偏位も起こり、静脈還流の減少による低心拍出性の循環不全（閉塞性ショック）を引き起こします 図8。

② 発生時の対応

緊張性気胸は、一刻を争う対応が必要な緊急事態です。X線撮影を待っている間に、閉塞性ショックから心停止を起こす危険があります。

すみやかに第2肋間鎖骨中線を穿刺して脱気し、トロッカーを挿入する必要があります。

図8 緊張性気胸の病態

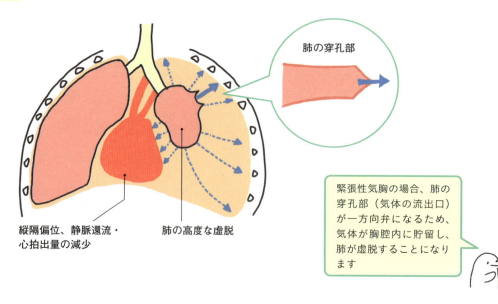

縦隔偏位、静脈還流・心拍出量の減少　　肺の高度な虚脱　　肺の穿孔部

> 緊張性気胸の場合、肺の穿孔部（気体の流出口）が一方向弁になるため、気体が胸腔内に貯留し、肺が虚脱することになります

5 トラブルシューティング：対応の基本を理解する

■ auto-PEEP

患者がガスを十分に吐き出す前に、次の吸気が送られてくるため、肺胞内に過剰なPEEPがかかった状態のことをauto-PEEPといいます 図9 。気道に抵抗がある場合や、換気量が多い場合、呼吸回数が多い場合、呼気時間が短い場合などに起こります。

auto-PEEPは、肺胞内圧や胸腔内圧を上昇させるため、圧外傷（barotrauma）や血圧低下、心拍出量減少、緊張性気胸などを引き起こし、循環動態に影響するため、注意が必要です。

auto-PEEP発生時には、呼気時間を十分にとれるよう、設定を変更する必要があります。

■ 不同調 図10

不同調は、不適切なトリガー感度によって発生します。

トリガー感度が鈍すぎると、患者の吸気努力を感知できず、吸気が送り込まれないため、呼吸仕事量が増加してしまいます。

一方、トリガー感度が鋭すぎる場合、患者が吸気を欲していないのに吸気が送り込まれ、強いファイティングが起きてしまいます。

患者の状態を観察しながら適切なトリガー感度に調節します。

> **注意**
> 胸郭の動きと換気回数が一致しない場合は「鈍すぎるトリガー感度」による不同調、強いファイティングがある場合は「鋭すぎるトリガー感度」による不同調を疑います。

図9 auto-PEEPの容量波形

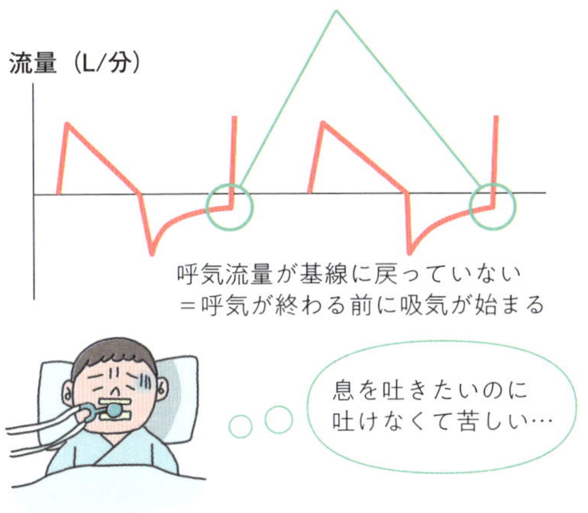

流量（L/分）

呼気流量が基線に戻っていない
＝呼気が終わる前に吸気が始まる

息を吐きたいのに吐けなくて苦しい…

図10 不同調の流量波形

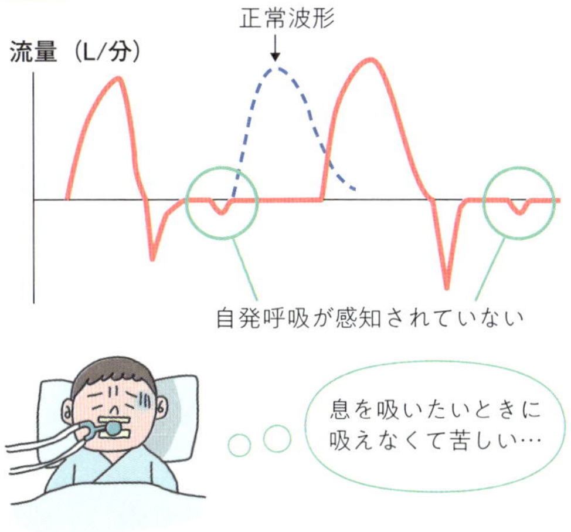

流量（L/分）

正常波形

自発呼吸が感知されていない

息を吸いたいときに吸えなくて苦しい…

■ チューブの狭窄

挿管チューブ内に痰が溜まった場合や、患者が気管チューブを噛んだ場合などには、気管チューブが狭窄します。送気時に気道抵抗が上昇して気道内圧が上昇するため、気道内圧上限アラームが鳴ります。対応法は、以下の３つです。

- 加温が不足すると、粘稠度が増して硬くなった痰が気管チューブの内腔に付着し、狭窄・閉塞を生じます。気管吸引や気管支ファイバーにより狭窄を解除します。
- 喀痰が原因で気管チューブに狭窄が起きた場合は、加湿を見直します。
- 患者が気管チューブを噛んでいたら、バイトブロックを装着し、挿管チューブを噛めないようにします。

注意
やみくもに気管吸引を行うのではなく、しっかり患者状態をアセスメントし、原因に沿った介入をすることが大切です。
　また、介入に伴うリスク（過剰な加湿による痰の増加、バイトブロック装着による不確実な固定や口唇・口腔内の潰瘍）にも注意が必要です。

注意
患者が強く挿管チューブを咬んでしまって口を開けられないときは、開口器を使用します。多くの場合、開口器は、救急カートに入っています。

■ チューブの抜去

① 挿管チューブの場合

挿管チューブの抜去は、体動などで回路と患者の間にテンション（緊張）がかかった場合や、挿管チューブの固定が不十分だった場合、鎮痛・鎮静管理が不適切でチューブによる違和感・不快感があった場合などに起こります。気道内圧下限アラーム、呼気分時換気量下限アラームが鳴ります。

どんな理由であっても、挿管チューブが抜けた場合は、すみやかに人を集め、医師に報告し、患者の意識レベル・呼吸音を確認します。救急カート、再挿管の準備も必要です。

気道の評価をせずに抜管に至っていること、カフが膨らんだまま抜去されたことで声帯や気道粘膜の損傷が生じている可能性があることから、気道浮腫のリスクが高いと考えられます。上気道閉塞の症状（嗄声など）が出現していないか、注意深く観察することが大切です。

② 気管切開チューブの場合

基本的には、挿管チューブ抜去時の対応と同様です。ただし、一時的気管孔か永久気管孔かによって、用手換気時に「気管切開孔を覆うかどうか」が異なることに、

ここをチェック

自発呼吸がある場合は…
- 酸素投与（抜去前と同程度の酸素濃度で）を開始。SpO_2低下があれば増量して経過を見る
- 自発呼吸が十分にあれば再挿管や人工呼吸器再装着は不要
- 血液ガスで引き続き酸素化を評価する

自発呼吸がない場合は…
- 患者を水平仰臥位として気道確保を行った後、バッグバルブマスクによる用手換気を開始
- 用手換気を行いながら再挿管の準備（気道浮腫の影響を考え細めの挿管チューブを用意）

注意が必要です 図11。

また、看護師だけで気管切開チューブを再挿入しようとしてはいけません。気管切開チューブが皮下に迷入すると窒息する危険性があるためです。

医師が来るまではバッグバルブマスクによる<u>用手換気</u>で対応しましょう。

（大友千夏子）

> **ここをチェック**
>
> 一時的気管孔の場合は…
> - 気管切開孔を清潔なガーゼで塞ぎ、口鼻をバッグバルブマスクで覆って用手換気を実施
>
> 永久気管孔の場合は…
> - 気管孔に直接バッグバルブマスクを当てて用手換気を実施
> - 永久気管孔をガーゼなどで塞ぐと窒息するため注意する

図11 気管切開の種類

一時的気管孔

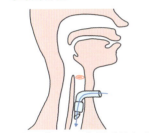

気管孔を「覆って」用手換気を実施

永久気管孔

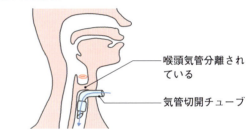

喉頭気管分離されている
気管切開チューブ

気管孔を「覆わずに」用手換気を実施

 ワンポイントアドバイス

DOPE（ドープ）とは

DOPEは、人工呼吸器のトラブル時の原因検索方法です。

気管挿管にて人工呼吸器を装着している患者が、低酸素血症で急変するなどのトラブルが起きた場合は、以下の「DOPE」というキーワードに沿って原因検索するとよいでしょう。

意味	対応
Displacement（チューブの位置不適切）	●挿管チューブの固定位置を確認 ●一回換気量の変化を確認 ●胸郭の上がりを見て、呼吸音を聴取 ●カフリークの有無を確認
Obstruction（チューブ閉塞）	●聴診、吸引、気管支鏡で異物の有無を確認
Pneumothorax（気胸）	●聴診、胸部X線、CTなどで気胸の有無を確認
Equipment failure（機器装置不具合）	●機器の故障箇所、回路の外れやリークの有無を確認 ●人工呼吸器との非同調の有無を確認

文献

1　日本集中治療医学会 J-PAD ガイドライン作成委員会：日本版・集中治療室における成人重症患者に対する痛み・不穏・せん妄管理のための臨床ガイドライン．日集中医誌 2014；21（5）：539-579．

Part 3 人工呼吸器装着中のケア

グラフィックによる異常の見かた

コレだけおさえよう!

- 設定値と実測値の確認を行う際は、グラフィック波形も一緒に確認する
- グラフィック波形の異常があったら「患者状態の変化」を疑って確認する
- 設定したモードや患者の病態によって、現れる異常が異なる

1 グラフィックは、患者状態をリアルタイムで示すもの

■ グラフィックの基本波形は「気道内圧」「流量」「容量」の3種類

グラフィックは、人工呼吸器本体で計測された数値や計算値を波形でわかりやすく示したもので、患者の状態を知るための情報がたくさん含まれています図1。

ここをチェック
グラフィック波形は主に3種類に分かれますが、3つとも横軸は**時間**です。

図1 **グラフィックの基本波形**（Puritan Benett™ 980の場合）

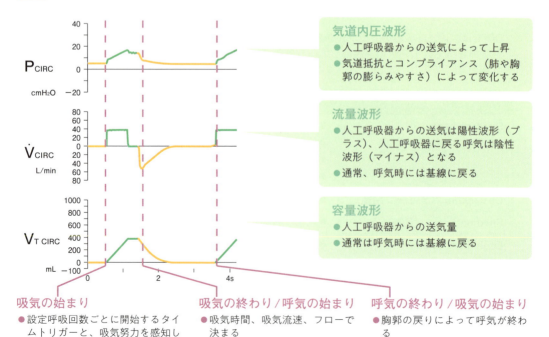

気道内圧波形
- 人工呼吸器からの送気によって上昇
- 気道抵抗とコンプライアンス（肺や胸郭の膨らみやすさ）によって変化する

流量波形
- 人工呼吸器からの送気は陽性波形（プラス）、人工呼吸器に戻る呼気は陰性波形（マイナス）となる
- 通常、呼気時には基線に戻る

容量波形
- 人工呼吸器からの送気量
- 通常は呼気時には基線に戻る

吸気の始まり
- 設定呼吸回数ごとに開始するタイムトリガーと、吸気努力を感知して開始する患者トリガーで決まる

吸気の終わり/呼気の始まり
- 吸気時間、吸気流速、フローで決まる

呼気の終わり/吸気の始まり
- 胸郭の戻りによって呼気が終わ

■吸気の始まりの形から「自発呼吸」「吸気努力」がわかる

　自発呼吸（吸うタイミング）は、量または圧で検知（トリガー）されていましたね →p.55 。

　フロートリガーの場合、流量波形が四角だったら**強制換気**です。立ち上がりはじめの「角の形」を見れば、**吸気努力**の有無もわかります。直角に立ち上がっていたら、すべて人工呼吸器に依存している強制換気、丸みを

図2 自発呼吸の有無の見かた（流量波形）

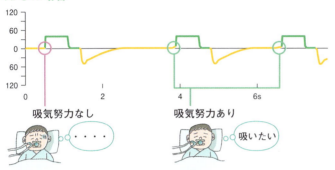

- A/Cは「設定した回数ぶん、または患者が吸うタイミングをトリガーし、決まった量または圧で強制的に換気する」モード。いずれにせよ強制的に換気するため、すべて「緑色の四角い波形」となる
- 吸気努力がない場合は、設定回数ぶんだけ強制換気が行われるので、立ち上がりの角度は「直角」
- 吸気努力がある場合は、吸気努力により流量変化が生じるため、同じ強制換気でも立ち上がりの角度が「丸みを帯びる」

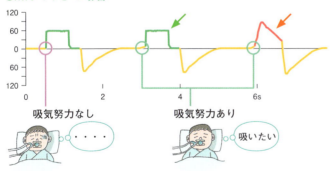

- SIMV＋PSは「原則A/Cと同様だが、設定回数以上の吸気努力があった場合はサポート換気する」モード。そのため、強制換気の「緑色の四角い波形」と、サポート換気の「赤い色の山型の波形」の2種類が混在する
- 吸気努力がない場合は「立ち上がりが直角」、吸気努力がある場合は「立ち上がりが丸みを帯びる」のは、A/Cと同様

図3 自発呼吸の有無の見かた（圧波形）

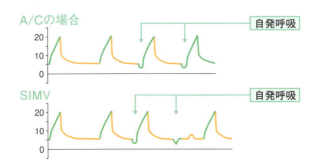

- 吸気努力がなければ圧変化がないため「すんなり立ち上がる」
- 吸気努力があれば、いったん気道内圧が低下するため「いったん凹んでから立ち上がる」のが特徴
- A/CでもSIMVでも同様

帯びていたら吸気努力に同調した換気（補助換気または自発換気）です 図2 。

圧トリガーの場合は、圧波形に変化が生じます 図3 。

■グラフィック波形の異常＝「患者状態の変化」を疑う

グラフィック波形の異常は、何らかの原因で、人工呼吸の設定と患者の状態が合わなくなっていることを示します。以下に、波形異常の主な原因を示します。

「患者状態の変化」の詳細については、トラブルシューティング→p.79 も参照してください。

① 気道抵抗の増加

気道抵抗が増加すると、空気が通りにくくなります。気道の狭窄や分泌物の貯留により、高い圧力をかけないと設定した量の空気を送り込めない、ということです。

その結果、気道内圧波形では最高気道内圧の上昇が、流量波形では呼気時の基線への戻りの遅延がみられます 図4 。

実際に肺にかかる圧力は、最高気道内圧では評価できないので、人工呼吸器の吸気ポーズ機能でプラトー圧（気道抵抗を差し引いた圧力）を確認することが有効です。

ここをチェック

プラトー圧は30cmH₂O未満にすることが推奨されています。

また、プラトー圧の上昇は、肺のコンプライアンスの低下（肺が硬くなった、膨らみにくくなった）を表しています。

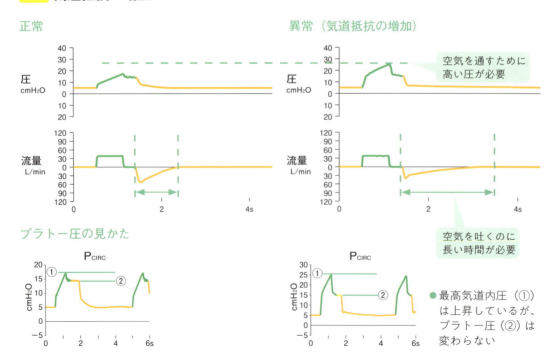

図4 気道抵抗の増加

② リーク

リークは、回路からのエア漏れです。

リークが発生すると、容量波形で呼気時に基線に戻らない波形が見られます 図5 。

リークを吸気努力として誤って感知し、換気を開始してしまうこともあります（オートトリガー）。

> **ここをチェック**
> リークの原因としては、呼吸器回路の破損や接続不良、カフ圧の低下などが考えられます。

③ auto PEEP（オートピープ）

auto PEEPは内因性PEEPともいわれ、空気を吐ききれない状態です 図6 。気道抵抗が高くなると、呼気を吐き終える前に次の吸気が始まってしまうため、肺内に空気（余分な圧）が残った状態で吸気が始まってしまうのです。

その結果、PC（圧規定）の場合は一回換気量の低下、VC（量規定）の場合は最高気道内圧の上昇が起こります。ミストリガーの原因となることもあります。

> **あわせて知りたい**
> auto PEEPは、閉塞性肺疾患や呼気時間が十分でないことにより発生します。

図5 リーク

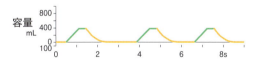 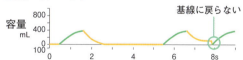

● 送られたガスの量より、戻ってくるガスの量が少ないため、容量波形が基線に戻らない

図6 auto PEEP

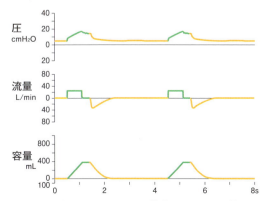 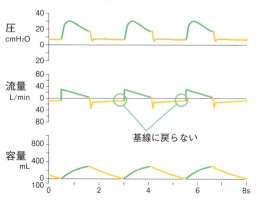

● 通常は息を吐ききったら基線に戻るが、基線に戻らないまま吸気が始まっている

④ 呼気回路内の液体貯留

細かい振動は、回路内の液体貯留によって生じます。図7のように呼気波形に細かい振動が発生した場合は、呼気回路内に液体が貯留した状況（結露など）が考えられます。

> **あわせて知りたい**
> 吸気波形に同様な波形が見られた場合は、設定が鈍感、気道分泌物などの貯留が考えられます。

⑤ ミストリガー

SIMV＋PSモードの例で考えてみましょう。

このモードの場合、吸気努力を感知すると補助換気またはPSが行われるのですが、トリガー感度が鈍感に設定されているため、吸気努力を感知できていないため、換気を示す波形が現れなくなった状態です 図8。

ここでは、トリガー感度の誤設定によるミストリガーについて解説しましたが、患者の吸気努力が弱いときにも、同様の現象が起こります。

> **あわせて知りたい**
> トリガー感度を敏感に設定した場合は、患者の体動などを吸気努力と感知してしまう可能性があります（オートトリガー）。

図7 呼気回路内への液体貯留

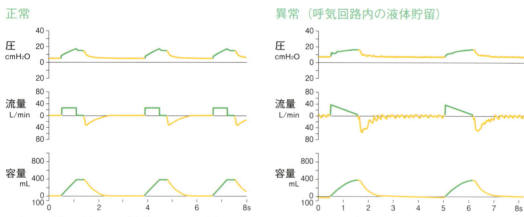

- 細かな揺れが生じる（液体によるさざ波ととらえるとわかりやすい）

図8 ミストリガー

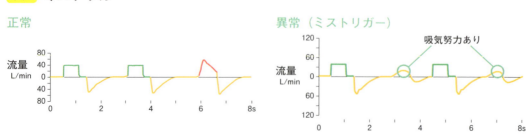

- 自発呼吸があり、本来なら補助またはサポート換気が起こるところなのに、何も行われない
- 感知できていないミストリガーは呼吸仕事量の増大や換気量不足、感知しすぎてしまうオートトリガーはファイティングの原因となる

⑥ 吸気流速不足

気道内圧波形の吸気がへこんでいる場合、吸気努力の増大により、吸気流速が足りていない可能性があります 図9 。

呼吸仕事量の増大や換気不足につながるため、吸気流速を早くするか、吸気流量が変動する圧規定の換気に変更しましょう。

2 ループについてもおさえておこう

グラフィックには、一般的な3つの波形のほかに、2種類のループがあります。「圧-容量（P-V）ループ」と「流量-容量（F-V）ループ」です 図10 。

■圧-容量（P-V）ループ

P-Vループの横軸は圧、縦軸は流量を示します。自発呼吸のときは時計回り、強制換気（調整換気）のときは

図9 吸気流量不足

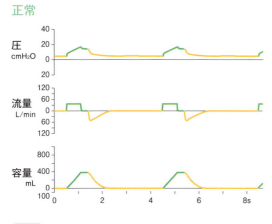
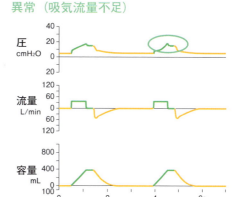

図10 P-VループとF-Vループ

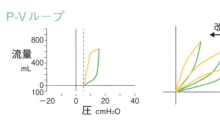
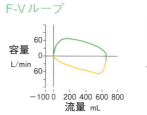
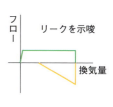

反時計回りに描かれるのが特徴です。

P-Vループは**コンプライアンスの変化**を知るのに有効です。コンプライアンスの低下により、波形は傾きが小さくなります。

また、至適PEEP設定などに用いられる場合があります。

■流量-容量（F-V）ループ

F-Vループの横軸は**流量**、縦軸は容量を示します。上側が吸気・下側が呼気で、正常ならば必ず閉じたループ（クローズループ）となるのが特徴です。

F-Vループは、**リーク**の存在を知るのに有効です。リークがあると、呼気の波形が早く終了してしまうため、波形がきれいに閉じなくなってしまいます。

（児島徹）

> **あわせて知りたい**
> 閉塞性障害やautoPEEPの存在を示唆する場合もあります。

ワンポイントアドバイス

病態別の特殊な治療法

■NO吸入療法

NO（一酸化窒素）吸入療法は、肺血管拡張薬「アイノフロー®吸入用ガス」を用いた専用装置を、人工呼吸器回路に組み合わせて使用します。

新生児の肺高血圧を伴う低酸素性呼吸不全や、**心臓手術**の周術期における肺高血圧の改善を期待して用いられます。

■ECMO（体外式膜型人工肺）

ECMOは、**体外循環**回路にポンプを用いて静脈より血液を脱血し、膜型人工肺で酸素付加・二酸化炭素除去を行った血液を、動脈または静脈へ送血する方法です。

重症呼吸不全に選択されるのが、静脈脱血―静脈送血の**V-V ECMO**です。人工呼吸器管理では改善が認められない場合や肺保護戦略として使用されています。

> **あわせて知りたい**
> ECMO（extracorporeal membrane oxygenation）は、静脈脱血―静脈送血の「V-V ECMO」、静脈脱血―動脈脱血の「V-A ECMO」の2種類があります。
> V-A ECMO≒PCPS（percutaneous cardiopulmonary support：経皮的心肺補助装置）です。重症心不全にはV-A ECMOが選択されます。

NO 吸入療法専用装置（例）

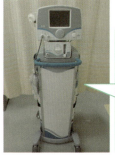
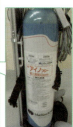

ECMO 専用装置（例）

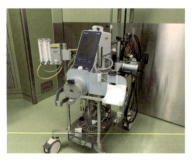

文献

1　板垣大雅, 西村匡司：Patient-ventilator asynchrony（患者－人工呼吸器非同調）. 日集中医誌 2017；24（6）：605-612.

呼吸のアセスメント

どう行う？アセスメントとケア①

コレだけおさえよう！

- 呼吸のアセスメントでは、呼吸状態の悪化や、人工呼吸器との不同調がないかをみる
- 視診・触診・聴診で得た所見と、モニタリングの測定値、検査所見をあわせて判断する
- 迅速な対応が必要な「緊急度の高い状態」を常に念頭に置いてかかわる

1 呼吸のアセスメントは「視診→触診→聴診」の順で

■視診では「全身→顔→首→胸→腹→同調性」の順に観察する

① 全身 まずは第一印象を把握する

患者のベッドサイドに行ったときに、異常な発汗や浮腫、皮膚の色調変化はないか、どのような体勢でいるかなど、患者から受ける第一印象は大切です。

この段階では「安定していそう」「苦しそう」など患者の見た目から受ける印象でかまいません。

呼吸に関連する部位に注目して観察するのは、次の段階です。

> **注意**
> 視診でわかる緊急度が高い状態は、鼻翼呼吸、下顎呼吸、呼吸補助筋の使用、奇異呼吸、陥没呼吸です。原因のアセスメント・対処と同時に、他の看護師との情報共有、医師への報告が必要です。

② 顔 表情、浮腫、鼻翼・下顎の動きの有無を観察する

患者の表情（苦しそうな表情をしていないか、口唇のチアノーゼはないか）や、顔や眼球結膜の浮腫はないかを観察します。

あわせて、鼻翼・下顎の動きがあるか観察しましょう。吸気時に鼻が膨らむ（鼻翼呼吸）、顎が下がり口を開ける（下顎呼吸）などは、呼吸努力が強いときにみられる徴候です。

> **ここをチェック**
> 人工呼吸器による陽圧換気下では胸腔内圧が高くなった状態にあります。
> そのため、心臓に戻る静脈還流が低下し、顔面の浮腫が生じることがあります。

③ 首 呼吸補助筋の動きの有無を観察する

首周囲にある呼吸補助筋は、胸鎖乳突筋や斜角筋（口を閉じ、鼻をつまんで、息を大きく吸ったときに浮き出てくる部分）、僧帽筋（肩の周囲）です。

吸気時に肩が動く（僧帽筋を使用した肩呼吸）、吸気時に頸部の筋肉が動く（胸鎖乳突筋や斜角筋を使用した努力呼吸）場合には、呼吸状態の悪化を疑います。

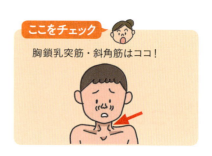

ここをチェック
胸鎖乳突筋・斜角筋はココ！

④ 胸 動きの左右差の有無、呼吸パターンに注目して観察する

まずは、胸の上がり方に左右差がないか観察します。正常な胸郭では、形状も動きも左右対称です。胸の上がり方が非対称の場合（奇異呼吸）は、動きが少ない肺側の異常（片肺挿管、無気肺など）が疑われます。

続けて、肋間・鎖骨上窩の陥没（陥没呼吸）の有無も観察します。吸気努力が強い場合、胸腔内圧が過度に陰圧になり、肋間や鎖骨上窩が陥没するためです。

あわせて、呼吸パターンも観察します 表1。

ここをチェック
呼吸パターンは、呼吸回数、呼吸の深さ（1回換気量）、リズムの3つの要素で構成されます。
成人の正常呼吸は「呼吸回数12〜18回/分で、規則的」です。

表1 代表的な「呼吸パターンの異常」

	異常の種類	観察ポイント	予測される原因	グラフ
回数の異常	徐呼吸（bradypnea）	呼吸回数＜10回/分	麻薬・麻酔薬の影響、頭蓋内圧亢進	
	頻呼吸（tachypnea）	呼吸回数＞20回/分	肺炎、気管支喘息、心不全、高CO_2血症、敗血症	
深さの異常	低呼吸（hypopnea）	1回換気量＜正常	呼吸筋力低下	
	過呼吸（hyperpnea）	1回換気量＞正常	高CO_2血症、興奮・不安、運動時	
リズムの異常	ビオー呼吸（biot's）	「短い促迫呼吸→無呼吸」が不規則に出現する	脳腫瘍、延髄・橋の障害（呼吸中枢が機能していない）	
	クスマウル呼吸（kussmaul's）	異常に深くゆっくりした呼吸が規則正しく続く	糖尿病性ケトアシドーシス、尿毒症、昏睡時（アシドーシスへの呼吸による代償）	
	チェーン・ストークス呼吸（cheyne-stokes）	「無呼吸→呼吸の深さ・回数の増加→過剰な換気→呼吸の深さ・回数の減少」を周期的に繰り返す	脳出血、脳腫瘍、重症心不全（呼吸中枢のO_2への感受性の障害）	

⑤ 腹 呼吸補助筋の動きの有無を観察する

腹部にある呼吸補助筋は、腹直筋や腹斜筋などです。

呼気時に腹部に力が入っているような動き（腹直筋や腹斜筋の収縮）が見られたら、呼気抵抗の増加や呼吸困難が疑われます。

⑥「胸と腹の連動」も忘れずに確認する

通常の呼吸では、吸気時に胸部と腹部が上がり、呼気時に下がります。

これに対し、胸部と腹部の動きが同調していない（ちぐはぐになっている）呼吸様式をシーソー呼吸（奇異呼吸の一種）といいます。シーソー呼吸は、上気道閉塞や呼吸不全（無気肺・気胸など）、頸髄損傷（横隔膜麻痺）で見られます。

> 注意
> シーソー呼吸は、吸気時に「胸部は下がって、腹部は上がる」、呼気時に「胸部は上がって、腹部は下がる」ような呼吸です。

⑦「人工呼吸器との同調性」も評価する

視診のときには、人工呼吸器との同調性もあわせて判

ワンポイントアドバイス

そもそも呼吸補助筋って？

通常、安静時呼吸の1回換気量は、約8割は横隔膜の動き（収縮と弛緩）、残り2割は胸郭の動き（前後・左右径増大）によって確保されています。

しかし、呼吸筋（横隔膜と外肋間筋）に高度の疲労が生じたり、呼吸仕事量が増大したりすると、呼吸補助筋が使用されます。

ちなみに、吸気時は頸部の呼吸補助筋（胸鎖乳突筋、斜角筋、僧帽筋など）、呼気時には腹部の呼吸補助筋（腹直筋、腹斜筋、内肋間筋など）が主に使われます。観察のヒントにしてください。

呼吸補助筋の種類

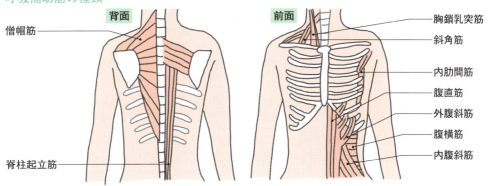

断しましょう。視診だけでなく、触診・聴診も組み合わせながら全体的に評価していくのがポイントです 表2 。

表2 「人工呼吸器との同調性」確認のポイント

確認すべきこと	注意点
①吸気時・呼気時に、患者の胸郭がしっかり動いているか	● 左右差があったら、異常ととらえる
②患者の呼吸と、人工呼吸器からの吸気・呼気のタイミングが合っているか	● 「同調性の確認」というとグラフィックにばかり注目しがちだが、まずは患者の呼吸状態を観察することが大切
③患者が吸気努力を開始したら、すぐに人工呼吸器が吸気を送り出しているか	● 患者の吸気努力と人工呼吸器の吸気のタイミングがずれていると、患者の呼吸仕事量を増加させてしまう危険性がある →「トリガー感度が適切か」の確認が必要 ● グラフィックでは、ミストリガー、立ち上がり流量のミスマッチ、二段呼吸などが認められる
④人工呼吸器の「吸気」で、胸郭と腹部が拡張するか	● 横隔膜の疲労・麻痺があると、逆説呼吸（paradoxical 呼吸）となる ● 逆説呼吸とは、吸気時に横隔膜が挙がって腹部が落ち込み、呼気時に横隔膜が下がって腹部が挙がること →人工呼吸器の設定変更が必要となるので、医師への報告が必要
⑤努力性呼吸がみられていないか	● 人工呼吸器の設定が患者に合っていないと、呼吸仕事量が増え、呼吸補助筋の使用が認められる場合がある

■触診では胸郭の「動き」と「左右差」をみる

触診を行う前には、手掌を温めることが大切です。

① 胸郭の「動きの左右差」はないか確認する

左右差を感じるために、**両手**を当てて触診します 図1 。

肺疾患によって肺が硬くなって弾力性が低下していると、胸郭の動きを感じにくいため、注意が必要です。

左右差がある場合、動きが少ない肺側の異常（**片肺挿管、無気肺**など）が疑われます。

② 「握雪感」「振動」がないか確認する

皮下気腫がある場合には、**握雪感**が感じられます。皮下気腫は、気管切開患者のチューブトラブル、胸腔ドレーン留置時、気胸などが原因で生じるため、**気管切開チューブ**や**ドレーン**挿入部周囲を中心に触診します 図2 。握雪感があったら、範囲をマーキングし、皮下気腫の拡大がないか経過観察します。

なお、振動（**ラトリング**：rattling）を感じるのは、**気道に分泌物**がある場合です。

> **あわせて知りたい**
> 病変が小さく、視診ではわかりづらい場合でも、触診では動きのタイミングのわずかな遅れとして感じることがあります。

> **ここをチェック**
> 握雪感は、胸郭表面の皮膚を指先で圧迫した際、皮下で"プチプチ""ギュギュ"などと雪を手で握るような感覚があることです。
> ラトリングは、呼吸に伴って分泌物が移動する「振動」が胸壁に伝達された状態です。

図1 「胸郭の動きの左右差」の確認

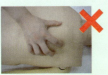

手掌を広げて胸郭を包み込むように、胸郭の動きを妨げないよう、ソフトに当てるのがコツ

図2 「皮下気腫」の確認

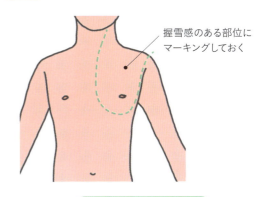

握雪感のある部位にマーキングしておく

> 人工呼吸器装着中には皮下気腫が起こりやすいことを知っておきましょう。

■聴診は「胸部」「頸部」「背部」で行う

① 胸部 左右の肺野を交互に聴く

　左右交互・対称的に、行います。吸気と呼気の1サイクルを完全に聴取してから次の部位に移りましょう 図3 。

　異常音を聴取したら、部位（全体／左右どちらかなど）、いつから（前から継続して／今回がはじめてなど）、そのときの状態（安静時、吸引後、体位変換後など）も含めて評価します。

　異常呼吸音の種類と原因を 表3 に示します。

> **注意**
> 人工呼吸器装着中は、臥床時間が長くなりやすいこと、鎮静や陽圧管理によって腹側の横隔膜しか動けないことから、下肺野の換気が減少し呼吸音が減弱する場合があります。
> 特に下肺野に注目して聴診してみましょう。

図3 胸部の聴診

右上肺野 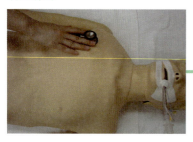　左上肺野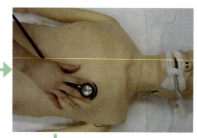

左中肺野 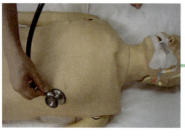　右中肺野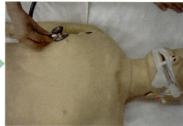

右下肺野 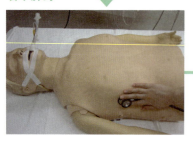　左下肺野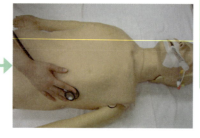

> 人工呼吸器装着中は、挿管チューブ内を空気が通過する音が共鳴し、呼吸音がはっきり聴こえる（聴きやすい）ことがあります。そのため抜管後、呼吸音が減弱したように感じることがあります

② 頸部 挿管中は省略可能

正常では「ザーザー」という大きな粗い音が聴取されます。異常音が聴取されるのは、痰や浮腫などによる気道閉塞・狭窄、肺炎などによる換気障害の場合です。

ただし、人工呼吸器装着中は挿管チューブが挿入されているため、頸部での呼吸音は聴取されません。挿管前や抜管後の観察時に聴診しましょう。

ここをチェック

頸部で、吸気時に聴取される異常音は、上気道狭窄音（ストライダー：stridor）です。特に抜管直後には、重要な観察項目になります。

③ 背部 特に「左の下葉」は注意深く聴く

背部は、ベッドマットを押し下げて聴診します 図4 。

臥床時に心臓の下となる背側の左肺下葉は、無気肺や肺炎を生じやすくなります。また、臥床による重力の影響によって背中側に分泌物が貯留すること、横隔膜の動きが腹部臓器に圧迫されて背側の動きが低下することから、荷重側肺障害が生じやすくなります。

注意

背側の呼吸音は弱く聴取しにくいのが特徴です。

マットレスと聴診器が接する摩擦音を副雑音と間違えないようにしましょう。

表3 異常呼吸音の分類と原因

分類		特徴	考えられる原因
断続性副雑音	細かい＝捻髪音 （fine crackles）	非常に細かい破裂音「パリパリ」 ●吸気相後期に聴取	●間質性肺炎 ●肺気腫 など
	粗い＝水泡音 （coarse crackles）	低く長めな音「ブクブク」 ●吸気相早期に聴取	●肺水腫 ●細菌性肺炎 など
連続性副雑音	低調性＝いびき音 （rhonchi）	いびきのような比較的低調な連続音「グーグー」	●喀痰の貯留 など
	高調性＝笛音 （wheeze）	高めの連続音「ヒューヒュー」	●気管支喘息 ●気管内異物 など
その他	胸膜摩擦音	擦れ合うような音「ギュッギュッ」 ●胸壁の表面近くから聴取	●胸膜炎 など

図4 背部の聴診のポイント

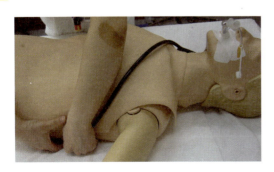

マットレスと聴診器が接していると、摩擦音が副雑音として聴取されてしまいます。マットレスを手で押し下げて、聴診器を当てるのがポイントです

2 モニタリングと検査をアセスメントに活用する

■SpO₂（パルスオキシメーターで測定）

「呼吸できなくなった」結果、低酸素血症に陥ったことを知らせてくれるのがSpO₂です。人工呼吸器装着中は、状態悪化や機器トラブルなどで容易に低酸素血症に陥るため、SpO₂は有用です。

また、SpO₂は、ポジショニングや気管吸引といったケアの効果の評価指標にもなります。ウィーニング時の指標としても重要です→p.146。

患者によって目標とするSpO₂は異なるため、患者の病態に合わせた酸素化を維持しましょう。

ここをチェック
SpO₂（経皮的動脈血酸素飽和度）は「酸素化の指標」なので、低酸素の早期発見につながります→p.■。

■E_TCO₂（カプノメーターで測定）

E_TCO₂は、挿管チューブの事故抜去や呼吸器回路の外れなど、患者が「呼吸ができなくなった」ことを瞬時に知らせてくれます。

緊急時にはカプノメーターのアラームが先に鳴るため、異常の早期発見には重要です。

ここをチェック
E_TCO₂（呼気終末二酸化炭素濃度）は「換気の指標」なので、換気の異常の早期発見につながります。

酸素化の指標ではないので、パルスオキシメーターとの併用が必要です。

■血液ガス（動脈血を採取した検査）

血液ガスの基準値を 表4 に示します。

① PaO₂：動脈血中の酸素分圧

PaO₂は、末梢組織に酸素が十分取り込まれているかの指標になります。60mmHg未満で呼吸不全と診断されます。

表4 動脈血ガスの基準値

	動脈血
PaO₂（mmHg）	80～100
PaCO₂（mmHg）	40±5（35～45）
pH	7.4±0.05（7.35～7.45）
HCO₃⁻（mEq/L）	24±2（22～26）

詳細はPartⅠで解説しているので、参考にしてください→p.12

② P/F比：PaO_2とF_IO_2の割合

P/F比は、PaO_2とF_IO_2（F_IO_2が50%なら0.5）で計算されます。P/F比350以上が正常です。

F_IO_2の設定を変更した場合や、X線画像で肺炎・胸水の悪化が見られた場合は、酸素化能の変動が予測されます。P/F比（PaO_2）やSpO_2の変化に注目しましょう。

> PaO_2 100mmHg のとき、F_IO_2 21％だとP/F比は476、F_IO_2 40％だと250になります

③ $PaCO_2$：動脈血中の二酸化炭素分圧

$PaCO_2$は、組織でのCO_2の産生と肺でのCO_2の換気のバランス（肺胞換気）の指標になります。

特に、PS（プレッシャーサポート）の設定を下げた場合は、換気量の低下に伴い$PaCO_2$が上昇する可能性があるので、注意が必要です。

> **注意**
> 動脈ラインがない場合、血液ガスを頻繁にとることは難しいです。その場合、E_TCO_2を参考に$PaCO_2$の推移を見ます。

④ pH：水素イオン指数

pHは、酸塩基平衡の指標です。

血液が酸性に傾いた（pH低下）状態をアシデミア、アルカリ性に傾いた（pH上昇）状態がアルカレミアです。

pHの異常が$PaCO_2$（呼吸性）によるものか、HCO_3^-（重炭酸イオン：代謝性）によるものかで、呼吸性または代謝性のアシドーシス/アルカローシスと判断されます 図5。

図5 アシドーシスとアルカローシス

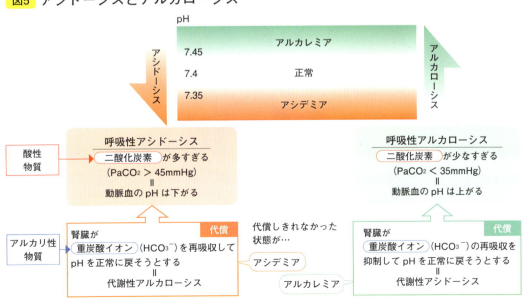

■胸部X線画像

① チューブ類の位置

挿管チューブの位置がズレていないか、前回の胸部X線画像と見比べてみましょう。

挿管チューブの先端は、気管分岐部から3cmほど頭側にあるのがよいとされています 図6-A 。

中心静脈カテーテル、ドレーン、胃管などが挿入されていれば、それらの位置も確認します。

> **あわせて知りたい**
>
> 撮影条件を一定にすると、前回との比較もしやすくなります。
>
> そのため当院では、ベッド上でポータブルX線撮影をする場合には「ヘッドアップ45度」で統一して撮影しています。

② 無気肺・胸水・気胸の有無

無気肺や胸水がある部分は、正常な肺野に比べて灰色に描写されます。胸水の貯留では横隔膜と肺の境界が不明瞭となります。

高PEEPの場合には、気胸を合併することがあります 図6-B 。呼吸状態の急な悪化時には、気胸を念頭に置いてアセスメントする必要があります。

> **あわせて知りたい**
>
> X線撮影時、30〜45度ヘッドアップすると、気胸や胸水を評価しやすくなります。
>
> 体位制限があるときには注意が必要です。

図6 胸部X線画像（例）

A 挿管チューブの位置

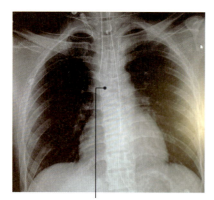

挿管チューブの先端

B 無気肺

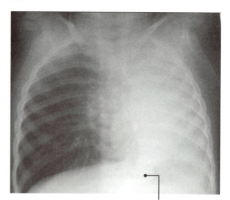

無気肺の部分は白く描出される

3 迅速な対応が必要な「見逃せない症状」を理解する

　人工呼吸器装着中に重度の呼吸困難が生じ、急激な状態悪化が生じた場合に現れる症状を 図7 にまとめます。

　これらの症状と、SpO₂低下やE_TCO₂の異常が生じていたら、すぐに医師や他の看護師を呼び、迅速に対応します。

（山口庸子）

> **あわせて知りたい**
> フィジカルアセスメントにより得た情報を、どのように判断し、どのように行動・ケアにつなげるかが大切です。

図7 見逃せない身体所見

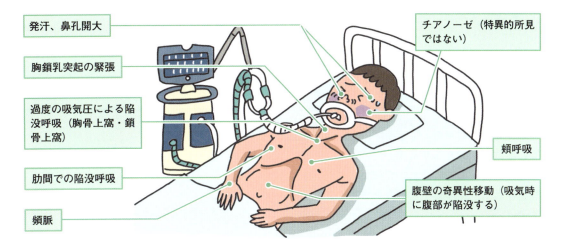

- 発汗、鼻孔開大
- 胸鎖乳突起の緊張
- 過度の吸気圧による陥没呼吸（胸骨上窩・鎖骨上窩）
- 肋間での陥没呼吸
- 頻脈
- チアノーゼ（特異的所見ではない）
- 頬呼吸
- 腹壁の奇異性移動（吸気時に腹部が陥没する）

文献
1. 讃井將満, 大庭祐二編：人工呼吸管理に強くなる．羊土社，東京，2011．
2. 道又元裕 編：根拠でわかる人工呼吸ケア ベスト・プラクティス，照林社，東京，2008．
3. 道又元裕, 小谷透, 神津玲編：人工呼吸管理実践ガイド，照林社，東京，2009．
4. 卯野木健他編：人工呼吸中の看護 ここを見直す（ICNR），学研メディカル秀潤社，東京，2014．
5. 卯野木健他編：ICUケアの最新エビデンス2015（ICNR），学研メディカル秀潤社，東京，2015．

Part 3 人工呼吸器装着中のケア

どう行う？アセスメントとケア② 体位変換

 コレだけおさえよう！

- 人工呼吸器装着患者における体位変換の目的は、褥瘡予防、VAP予防、排痰ケア、荷重側肺障害予防、換気血流比不均等分布（$\dot{V}/\dot{Q}$ミスマッチ）の是正など
- 体位変換を行うときは、ルートやチューブ類の事故抜去を起こさず、血圧変動を最小にし、目的に合った効果的な体位を保持できるよう細心の注意をはらう
- 体位変換は、原則として2人で実施する

1 体位変換は、ルーチンで行うケアではない

人工呼吸器を装着している患者は、どうしても**仰臥位**でいる時間が長くなります。そのため、下側となる背側の肺障害（**荷重側肺障害**）や換気血流比不均等分布、痰貯留、VAP*、褥瘡などのトラブルが起こりやすくなります。

体位変換は、これらのトラブルを予防するために行うことを、まずは認識してください。

■体位変換の「タイミング」は患者の体格や病態によって決める

以前は、主に**褥瘡予防**の観点から、2時間おきの体位変換が推奨されていました。しかし、近年では、高機能マットレスの導入もあり、必ずしも2時間ごとの体位変換が必要とはいえません。

以下の要素から、その患者ごとに、体位変換の必要性を総合的に判断していく必要があります。
- 体格：栄養状態、皮膚の弾力、骨突出の有無、など
- 病態：自己体動ができるか、バイタルサインは安定しているか、など

> **あわせて知りたい**
> 実は「○時間おきの体位変換がよい」とする根拠も確立されていないのが実情です。
> 体位変換することのメリットと、むやみな体位変換によるデメリット（疼痛の発生、断眠など）を考慮する必要があります。

＊VAP（ventilator-associated pneumonia）：人工呼吸器関連肺炎

■推奨される「体位」は、目的によって異なる

① VAP予防

VAP予防の観点からは、30〜45度の頭位挙上が推奨されます。

② 排痰

排痰ケア（体位ドレナージ）の観点からは、分泌物がある肺区域部分を気管分岐部より上にする体位が効果的です 図1 。**体位ドレナージ**を行っても、なかなか効果的に痰が除去できず、低酸素血症が続く場合には、気管支鏡を用いて気管末梢側の痰を機械的に除去することがあります。

③ 荷重側肺障害の予防

仰臥位を続けることで重力のかかる肺の下側（背側）に生じる肺障害を、**荷重側肺障害**といいます。仰臥位では、気道分泌物が背側に貯留すること、肺の上に位置する臓器によって圧迫されること、腹部臓器に圧迫されて背側の横隔膜が動きづらくなってしまうことから、背側の換気が低下し、**無気肺**が生じます。

④ 褥瘡予防

褥瘡予防の観点からは、頭位30度挙上以下での側臥位が推奨されます。

⑤ 安楽

安楽の観点からは、好みの体勢を患者と相談しながら探していきます。

> **注意**
> 体位ドレナージを行う前には、必ず肺の聴診を行います。
> そして、ドレナージ体位をとった3〜15分後に、再度肺の聴診および吸引介入を行い、ドレナージの効果を評価します。

十分な排痰効果を得るには、40〜60度の側臥位をとる必要があります

図1 臨床でよく用いられる排痰体位

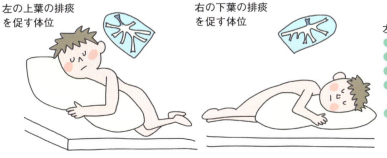

左の上葉の排痰を促す体位
右の下葉の排痰を促す体位

左記の他
- 仰臥位：S1、S3、S8
- 腹臥位：S6、S10
- 側臥位：S9
- 前方に45度傾けた側臥位：S2
- 後方に45度傾けた側臥位：S4、S5　をとることもある

2 安全・安楽な体位変換のため、正しい方法を理解する

体位変換を行うときは、ルートやチューブ類の**事故抜去**を起こすことなく、血圧変動を最小限とし、目的に合った効果的な体位を保持できるよう枕などで整えることが必要です 図2 。

（山口庸子）

注意 体位変換は「2人以上」で実施するのが原則です。

図2 体位変換の具体的なステップ

- 体位変換の必要性をアセスメント（不動、人工呼吸器管理に伴う二次的合併症予防、褥瘡予防、患者の安楽など）
- 患者に体位を変えることを説明する

- 挿管チューブ以外に入っているルートやドレーンの挿入部位、長さに余裕があるか、体位変換するメンバーで確認し合う
- **注意！**
  - 挿管チューブと呼吸器回路の長さを「動く動線」に対して余裕を持たせれば、挿管チューブを呼吸器回路から外さずに体位変換して問題ない
  - PEEPのことを考えるとルーチンで体位変換時に呼吸器回路から外すことは避けるべき

- 体位変換を実施する
- **注意！**
  - 患者を持ち上げるようにして、皮膚とマットレスとの摩擦が起きないように注意する
  - 原則として、2人で実施する

- 体位変換終了後、挿管チューブおよびルート、ドレーン類の位置がずれていないか確認する
- **チェックポイント**
  - ☑ 体位変換後のバイタルサイン、呼吸状態変化はないか
  - ☑ 抑制や寝衣・リネン類による皮膚トラブルはないか
  - ☑ 良肢位が保たれているか（頸部、四肢）
  - ☑ 患者が苦痛様の表情をしていないか
  - ☑ 回路の位置は適切か（引っ張られていないか、患者の手の届かないところにあるか）
  - ☑ 点滴やモニターのラインが皮膚に当たっていないか
- **注意！** バイタルサインの変動や患者の表情を観察し、患者に体勢が苦痛でないか聞きながら微調整する

どう行う？アセスメントとケア③

気管吸引

コレだけおさえよう！

- 気管吸引は「主気管支に貯留した気道分泌物」を除去する侵襲的な手技
- 適切な加湿によって気道分泌物の粘稠度を下げること、体位ドレナージによって主気管支に気道分泌物を移動させておくことが大切
- 人工呼吸器装着中は、閉鎖式吸引が第一選択となる

1 吸引は「痰があるとアセスメントしたとき」に行う

吸引に関して「○時間おきに実施」という推奨時間はありません。つまり、定時に実施する必要はないのです。

吸引は患者にとって、かなり**苦痛**を伴う**侵襲的**な行為です。苦痛を最小限におさえ、かつ、必要なときに効果的な吸引のためには、まず、吸引の必要性（そもそも引くべき痰があるか）をアセスメントすることが大切です。

吸引が必要と判断されるのは、主に以下の場面です。

- 聴診時、**主気管支部**で副雑音が聴取される場合
- 触診時、**ラトリング** →p.94 がある場合
- 患者が**むせ込んでいる**場合（咳嗽反射時）
- **SpO₂が低下**した場合
- 患者の希望がある場合
- グラフィック上で「痰の存在」が推察される場合 図1

> **注意**
> 2時間おきの吸引で毎回それなりの量の気道分泌物（痰など）が吸引できる場合も、まったく引けないこともあります。患者の気道分泌物の量によって吸引を要する頻度は変わるのです。

図1「痰の存在」を示唆する所見（例）

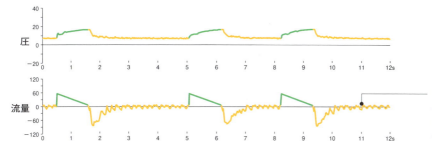

呼気のときに細かな揺れがみられたら、回路内への水貯留か、痰の貯留を疑う

■「確実に痰が存在する」とアセスメントすることはできない

しかし、吸引のタイミングにまったく当てはまらなくても、突然痰詰まりをおこすケースや、吸引してみたら痰が多量に引けたケースもあります。「痰の存在」を判断するアセスメントは100%的中するわけではありません。

患者の病態によって異なるので、前の勤務帯までは痰が多く頻回に吸引していた場合や、痰が硬く痰詰まりを起こして人工呼吸器の加湿を調整した場合、分泌物が増える病態（肺炎の悪化など）がある場合には、上記で示した気管吸引のタイミングに当てはまらなくても、患者の状態を総合的に判断し、一度吸引をして痰の量や性状を査定してみることもあります。

> **ここをチェック**
> 主気管支より末梢側の痰は、吸引では除去できないので、体位ドレナージ →p.101 を行って痰を主気管支へ移動させる必要があります。
> 臨床工学技士と相談し、加湿の調整を行うことも必要です。

2 吸引方法には「開放式」と「閉鎖式」の2種類がある

■患者にかかる負担は「閉鎖式」のほうが少ない

閉鎖式吸引のメリットとデメリット（開放式吸引は、この逆）を考えてみます 表1 。

患者への影響を総合的に考えると、吸引による肺の虚脱が生じない 閉鎖式吸引 図2 [p.106] のほうが、患者にかかる負担は少ないと考えられます。

痰を取りきれない場合には、PEEP値を考慮しながら、「PEEPを解除してまで開放式吸引をしたほうがよいのか」を考え、必要と判断した場合にのみ、開放式吸引 図3 [p.108] を行ってみるのがよいでしょう。

> **あわせて知りたい**
> 開放式吸引は、回路をいったん外して、気道を開放した状態で吸引を行います。そのため、PEEPが解除され、肺虚脱が生じてしまうのです。

■適切な「吸引圧・チューブの太さ・挿入の長さ」を守る

① 適切な吸引圧は「150mmHg/20kPa」

低圧すぎると痰が取りきれず、高圧すぎると 気道粘膜損傷 を引き起こす恐れがあります。適切な圧設定が重要です。

表1 開放式吸引・閉鎖式吸引の特徴

閉鎖式

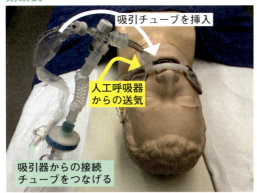

呼吸器回路に、閉鎖式吸引チューブが組み込まれているので、呼吸器を外さずに吸引ができる

閉鎖式吸引のメリット（開放式吸引のデメリット）

- 吸引による肺の虚脱が生じないため、低酸素血症を予防できる
  注意！ 開放式吸引は一度「人工呼吸器を外す」ことになるため、PEEPが解除され、肺が虚脱する。患者の肺の状態が悪ければ悪いほど（PEEP値が高いほど）、その影響は大きくなる
- 痰が飛散しない（感染が生じにくい）

開放式

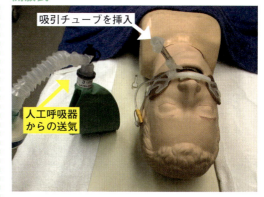

吸引時には、呼吸器回路を外す必要がある

開放式吸引のメリット（閉鎖式吸引のデメリット）

- 気道分泌物の吸引量が多い
  注意！ 特に、高いPEEPの場合には、吸引量の違いは顕著となる。開放式吸引のほうが、たくさんの気道分泌物を吸引できる（PEEPを解除するため肺が虚脱してしまうリスクはある）

教えて！ 痰はすべて除去すべきなの？

そもそも、気管吸引は、患者の気道を開存させることを目的として行います。患者が自力で排出できない分泌物が、主気管支（気管から気管分岐部の間）に存在し、それをすみやかに除去しないと患者の呼吸を妨げる恐れがある場合に、実施を検討します。

気管吸引は、多くの合併症を引き起こすリスクがあります。低酸素血症、高二酸化炭素血症、肺胞虚脱や無気肺、気道粘膜損傷、気道感染、気管支攣縮など呼吸器系の合併症だけでなく、不整脈、徐脈、頻脈、血圧異常、脳圧亢進、冠動脈攣縮なども起こりえるのです。

不必要な気管吸引は、患者にとって大きな侵襲となることを忘れてはいけません。

（山口庸子）

Part 3　人工呼吸器装着中のケア

図2　閉鎖式吸引の具体的ステップ

- 吸引の必要性をアセスメント
- 患者に吸引を行うことを説明する
- 感染予防のため、スタンダードプリコーションを実施

注意！　・吸引実施時には、手袋、マスク、ガウン、ゴーグルを装着

- 吸引圧を確認する

注意！　・最大で150mmHg（20KPa）を超えないようにする

- カフ上吸引を行って、カフ圧を調整する

注意！　・カフ圧調整前には必ずカフ上吸引を実施（カフ圧調整に伴うカフの脱気は、分泌物の垂れ込みの原因となる）
　　　　・適切なカフ圧は20～30cmH₂O

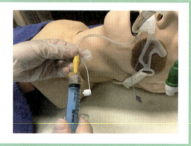

- 吸引チューブを閉鎖式吸引回路に接続し、スリーブをたぐり上げながら、気管分岐部の少し手前までチューブを挿入する

注意！　・チューブが気管分岐部に達すると、コツンという感触がある。気管分岐部の手前で止められるように注意する

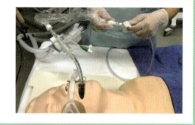

- 吸引圧をかけ、吸引チューブを引きながら吸引する
- 吸引された痰の量・性状、吸引によるバイタルサインの変動の有無を観察する

注意！　・低酸素血症を予防するため、1回の吸引操作が10秒以上にならないようにする

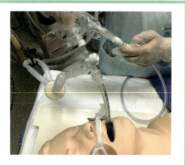

- 再度吸引の必要性があるかアセスメントし、必要時は再度吸引を実施

 ・聴診で痰の存在が確認できる場合や、ラトリングがある場合などには、再度吸引を実施する必要があると判断する

- 吸引終了後、閉鎖式吸引チューブ内を蒸留水にて洗浄
- 洗浄が終了したら、コントロールバルブをロックし、吸引チューブを外す

 吸引圧をかけながらポートから蒸留水を注入し、吸引圧をかけて生理食塩水を吸引する

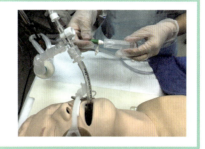

- カフ圧を再度確認する
- 吸引が終了した旨を患者へ説明し、ねぎらいの言葉をかける

 ワンポイントアドバイス

吸引チューブが入りづらい場合

挿管チューブの留置が長期にわたる場合、分泌物（痰や血液など）が徐々にチューブの内径にこびりつき、内腔が狭くなることがあります。

吸引チューブ挿入時にチューブの入りづらさがある場合には、すぐに医師へ報告しましょう。気管支鏡でチューブの内腔を観察し狭くなっている場合には、挿管チューブの交換を行うことがあります。

挿管チューブの交換は、チューブエクスチェンジャーを用いて行うこともあります。チューブエクスチェンジャーの使用法を以下に示します。

①挿管チューブの内部に、チューブエクスチェンジャーを挿入
②現在留置されている挿管チューブを抜く
③新しい挿管チューブをチューブエクスチェンジャーに通す

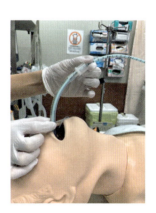

図3 開放式吸引の具体的なステップ

- 吸引の必要性をアセスメント
- 患者に吸引を行うことを説明する
- 感染予防のため、スタンダードプリコーションを実施
- 吸引圧を確認する
- カフ上吸引を行って、カフ圧を調整する

- 患者から人工呼吸器回路を外し、回路にテストラングを装着
- 吸引チューブを挿入して吸引を行ったら、すみやかに回路を接続する

注意！ 低酸素血症を予防するため、1回の吸引操作が10秒以上にならないようにする

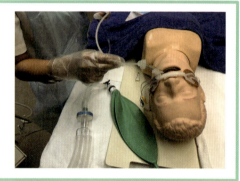

- 吸引された痰の量・性状、吸引によるバイタルサインの変動の有無を観察する
- 再度吸引の必要性があるかアセスメントし、必要時は再度吸引を実施

- 吸引終了後、カフ圧を再度確認する
- 使用した吸引チューブは破棄する
- 吸引が終了した旨を患者へ説明し、ねぎらいの言葉をかける

> 吸引を始めたら、自分の息を止めてみましょう。自分が苦しくなっているときは、患者はもっと苦しいと考えられます

② 適切な吸引チューブの太さは「成人なら12Fr」が一般的 図4-A

　太すぎる吸引チューブだと、痰だけでなく肺内のガスも吸引してしまい、肺胞虚脱が起きることがあります。
　一方、細すぎる吸引チューブだと、粘稠度の高い痰を吸引しきれなかったり、吸引に時間を要してしまったりします。

> 注意
> 挿管チューブと吸引チューブの太さの単位が異なることに注意が必要です 図4-A。

③ 吸引チューブは「挿管チューブの先端から3～5cm出る程度」挿入 図4-B

　深く挿入しすぎると、気管分岐部を傷つけ、出血させてしまう危険性があります。それだけでなく、右気管支に入り込み、肺虚脱や無気肺、SpO₂低下や不整脈を引き起こす場合があるので、注意が必要です。
　主気管支より末梢側にある痰は吸引チューブでは届きません。必要以上に深くまで吸引チューブを挿入し吸引することは、患者にとって害でしかありません。排痰を促すケアとして体位ドレナージや加湿、医師による気管支鏡 →p.113 の施行を検討しましょう。

> ここをチェック
> 口角21cm固定の場合には、24cm程度挿入します。

（山口庸子）

図4 適切な吸引の方法

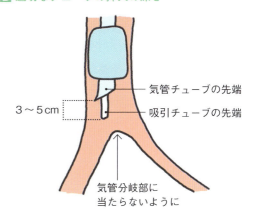

A 適切な吸引チューブの太さ

B 適切なチューブの挿入の深さ

＜計算式＞
使用する吸引チューブの太さ（Fr）＝ 挿管チューブの太さ（mm）× 3 × 1/2

Part 3　人工呼吸器装着中のケア

口腔ケア

どう行う？アセスメントとケア④

 コレだけおさえよう！

- 口腔ケアの最大の目的は感染（VAP）予防である
- VAP予防目的であれば、1日2回の口腔ケアで十分だが、患者の生活面を考えると、1日3回実施するのが望ましい
- 口腔ケアは「物理的にプラークを除去」して「汚染水をしっかり吸引・除去する」こと、保湿を十分に行うことが最大のポイントとなる

1 口腔ケアの目的は感染予防、口腔機能の維持、爽快感

■ 感染予防

口腔ケアは、VAP（人工呼吸器関連肺炎）*予防のために重要な役割を果たします →p.76 。

気管挿管による人工呼吸器管理を行っている患者は、経口摂取ができません。経口摂取ができないと、唾液分泌が減少し、口腔内の自浄作用が低下します。

加えて、気管チューブの存在により、口腔粘膜の防御機能が低下するため、細菌が定着しやすくなります。

 ここをチェック

気管チューブによって声門が常に開放された状態となっているため、口腔・咽頭からの唾液の流入、胃や食道からの物質の逆流による誤嚥性肺炎のリスクもあります。

■ 口腔機能の維持

舌苔は、細菌の温床となります。

それだけでなく、味覚機能を低下させるため、抜管後に食事を再開したとき、食事摂取量の低下につながります。

■ 患者の爽快感

口腔内を清潔に保つことは、患者にとって快の刺激となります。

＊VAP（ventilator-associated pneumonia）：人工呼吸器関連肺炎

2 口腔ケアは「少なくとも1日2回」行う必要がある

　口腔ケアを実施する回数について、一定の見解は得られていません。「最低1日2回の口腔ケアでもVAP発生率の減少が得られた」との報告[4]もあるため、少なくとも 1日2回の口腔ケアの実施が推奨されます。

　しかし、患者の爽快感という側面を考えた場合、1日3回の口腔ケアが望ましいと考えます。特に日本では、1日3回の歯磨きが習慣化されている患者も多いためです。

あわせて知りたい

口腔ケアを適切に行っていたとしても、口腔内の細菌数は、約6時間で元に戻るとされています。定期的な口腔ケアの重要性を理解してかかわりましょう。

3 口腔ケアは「吸引しながらプラークを除去」がコツ

　最近では「たくさんの水で洗い流す」というより「抗菌薬入りの洗口液で、吸引しながらブラッシングを行い、プラークを物理的に除去する方法が効果的」とされています[4]。

　口腔ケアで使用した水が完全に回収しきれなかった場合、誤嚥性肺炎のリスクもあるためです。そのため臨床では、吸引付き歯ブラシの使用が増えてきています。

　図1[p.112]に、口腔ケアのステップをまとめます。口腔ケア実施後には、必ず口腔内の観察を行って記録に残しましょう 表1。

（山口庸子）

ここをチェック

口腔ケアの必要物品を以下にまとめます。臨床では、洗口液を紙コップに入れ、歯ブラシやスワブを浸して口腔ケアを行っています。

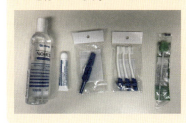

表1 口腔内の観察ポイント

- 口唇、粘膜、歯肉からの出血はないか
- 挿管チューブが当たっていることでの、口唇、粘膜の潰瘍形成はないか
- 舌苔の有無とその範囲
- 唾液の分泌状態。乾燥の程度
- 動揺歯があるか（挿管チューブを噛み締め、歯が抜けそうになることがある）
- 口臭の程度

口腔内の観察スケールとして、OAGがあります。詳細は →p.136 を参照してください

Part 3 人工呼吸器装着中のケア

図1 口腔ケアのステップ

- 感染予防のため、スタンダードプリコーションを実施する
- 口腔乾燥がある場合は、保湿剤を塗布し、15分程度経ってから口腔ケアを開始する

- カフ上吸引を実施して、咽頭部に溜まった唾液を吸引する
- カフ圧の確認を行う

- 口腔ケアの必要性を患者に説明し、開口などの協力を得る
- できるだけヘッドアップし、側臥位の姿勢をとる
- 注意！・側臥位をとれない場合は、可能な範囲で顔を左右のどちらかに向ける（洗口液の垂れ込みをできるだけ防止するため）
  - 開口制限がある場合は、可能な範囲で開口してもらい、ヘッドが小さいスワブやブラシを使用し愛護的に実施する
  - 口腔内の潰瘍などで痛みがあり、開口の協力が得られない場合は、医師と相談し、リドカイン入りの含嗽水の使用や、より柔らかいスワブの使用を検討する
  - せん妄や不穏により開口の協力が得られない場合は、せん妄・不穏の原因を探りつつ、口腔ケア時には一時的にバイトブロックを挿入し開口状態を維持し実施する

- 洗口液にブラシを浸し、吸引をかけながらブラッシングを行い、歯についたプラークを除去する
- 挿管チューブに付着した分泌物もスワブで拭い取る
- 舌も同様にブラッシングする
- 注意！・不穏・せん妄で患者が首を大きく動かしてしまう場合などには、安全のため、挿管チューブを把持する看護師と、ブラッシングを行う看護師の2人で行うのが望ましい
  - アンカーファストによる固定の場合は、挿管チューブの固定を維持したまま口腔ケアを行える
  - 舌苔は、軽くこすって剥がれるものだけを除去する（むやみにこすると味蕾を傷つける可能性があるため）

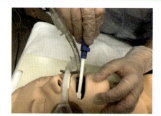

当院では、吸引付き歯ブラシを使用している

- スワブを洗口液に浸し、口蓋、歯肉、頬粘膜を丁寧にぬぐう
- 注意！ 易出血傾向の患者には、特に愛護的に行う。ヘッドのスポンジがより柔らかい素材のものも販売されている

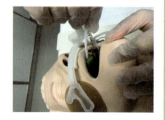

- スワブに保湿剤を染み込ませ、粘膜を中心に、全体に塗布する
- 注意！・保湿剤は薄く塗布する程度でよい
  ・口腔内乾燥は、細菌が繁殖しやすくなったり、歯垢・舌苔などが固着する原因となったり、う歯・歯周病を悪化させたり、口臭の原因となったりするため、可能な限り防ぐ必要がある
- 口腔内を観察し、記録に残す

- ケア終了後、カフ上吸引を実施し、口腔ケアでの垂れ込みを回収する

ワンポイントアドバイス

気管支鏡って？

気管支鏡（気管支ファイバースコープ）は、気管支や肺の状態を知るために挿入する内視鏡のことです。主な施行目的は、以下の4つです。

■目的
①低酸素血症があり、吸引チューブでは取りきれない気管末梢側の気道分泌物の除去
②診断目的での気道分泌物の検体採取
③気道分泌物が血性の場合、出血点の評価
④抜管に向けた喉頭浮腫の評価や、抜管後の声帯の動き（長期挿管や術操作の影響により反回神経麻痺を合併することがある）の評価

■実施時の注意点

　苦痛を伴う侵襲的な処置なので、実施時には、バイタルサインの変動（特にSpO_2の低下、血圧上昇、不整脈の誘発など）に注意します。一時的に鎮静薬を追加投与した場合には、低血圧にも注意します。
　施行する医師は処置に集中しているため、介助する看護師は、バイタルサインの変動や患者の表情に注意し、変化があればそのつど医師へ推移を報告し、迅速に対応できるようにします。

文献

1 讃井將満, 大庭祐二編：人工呼吸管理に強くなる. 羊土社, 東京, 2011.
2 道又元裕 編：根拠でわかる人工呼吸ケア ベスト・プラクティス. 照林社, 東京, 2008.
3 道又元裕, 小谷透, 神津玲編：人工呼吸管理実践ガイド. 照林社, 東京, 2009.
4 卯野木健他編：人工呼吸中の看護 ここを見直す（ICNR）. 学研メディカル秀潤社, 東京, 2014.
5 卯野木健他編：ICUケアの最新エビデンス2015（ICNR）. 学研メディカル秀潤社, 東京, 2015.

Part 3　人工呼吸器装着中のケア

どう行う？アセスメントとケア⑤ 挿管チューブの留め直し

コレだけおさえよう！

- テープ固定の場合は1日1回、必ず留め直しを行う
- 計画外抜去のリスクを念頭に置き、再挿管の準備を整えてから実施する
- 留め直しを行うときは、安静を保てるよう、苦痛を除去する。一時的に鎮静薬を用いる場合もある

1 留め直しのタイミングは、テープか固定具かで異なる

■ テープの場合は「1日1回＋剥がれかけたとき」に留め直す

　テープ固定の場合は、テープが剥がれかけている場合はもちろん、剥がれかけていなくても1日1回は留め直しましょう 図1 [p.116]。

　口角にチューブが固定されているため、口角に一定の圧がかかってMDRPU（医療関連機器圧迫損傷）のリスクがあるためです。テープを剥がしたら、口角の皮膚の状態をしっかり観察し、MDRPU予防のため、チューブを反対側の口角に移動させて留め直しを行うことになります。

> **注意**
> 髭が速く伸びる男性患者の場合、1日たたないうちに、髭によってテープが浮いてきてしまうこともあります。

> **あわせて知りたい**
> 十分な人員が確保できず、安全に実施できない場合は、再度同じ位置での留め直しでも、口角の観察と除圧ができるので、十分効果はあります。

ワンポイントアドバイス

MDRPU とは

　MDRPU（medical device related pressure ulcer：医療関連機器圧迫創傷）は、医療機器による圧迫で生じる創傷のことです。人工呼吸器に関連する機器では、NPPVマスク、酸素療法機器（酸素マスク、経鼻酸素カニューレなど）、挿管チューブ、気管切開チューブと固定具によって生じる創傷が代表的です。

　皮膚の脆弱性（皮膚乾燥、浮腫など）や、長時間の機器の装着、不適切な機器使用などがMDRPUの発生頻度を高めます。そのため、正しい方法で機器を使用すること、適切なサイズのチューブ類を選択することが重要です。

■固定具の場合は、定期的に留め直す必要はない

固定具（アンカーファスト）の場合は、口角が常に観察できる状況です。

そのため、頬の固定部が剥がれかけてこない限り、ルーチンでの交換は不要です。

> **注意**
> 固定具の場合、髭があっても支障はありません。

2 留め直しの際は「計画外抜去」対策を十分に行う

■人員確保、再挿管の準備は必須

留め直しを行う際には、トラブル（特に計画外抜去）に、すぐに対応できるよう準備しておくことが大切です。救急カート、人員確保（原則2名以上）を行って、すぐに再挿管できる体制を整えておきましょう。

留め直しを看護師だけで実施する場合でも、病棟内に医師がいるときに実施するほうが安全です。

> **ここをチェック**
> 患者が使用している同じサイズとその1つ下のサイズの挿管チューブを用意しておきましょう。
> 再挿管時には気道狭窄によって、挿管しづらい状況になることが多いためです。

■安静を保てる状態で実施するのが重要

患者が動いてしまうと、計画外抜去のリスクが高まります。安静を保持できる状態か観察し、何か苦痛がある場合は、その苦痛を取り除いてから実施します。

> **注意**
> 固定が取れかかっているが安静が保てないとき、一時的に鎮静薬を使用しながら実施することもあります（緊急を要するため）。

3 男性患者に対しては「髭」への配慮も重要

■テープ固定の場合は、留め直しの際に髭剃りを行う

挿管チューブを口角にテープで固定している場合、口周りの髭が伸びると、テープが浮いてきてしまい、チューブの計画外抜去を引き起こす要因となります。そのため、髭を剃ることが必要です。

髭剃りは、挿管チューブの留め直しに合わせて、必ず看護師2名で実施します。

> **ここをチェック**
> もともと髭を伸ばしていた患者の場合は、必要性を患者・家族へ説明し、承諾を得ます。

Part 3 人工呼吸器装着中のケア

図1 留め直しのステップ（テープで口角に固定していた場合）

- 現在の挿管チューブの固定の長さを確認する
- 患者に挿管チューブの留め直しを行うことを説明し、協力（顔をなるべく動かさないように）を依頼する
  - 患者を仰臥位として、枕は外す（頭部の前屈・後屈によって挿管チューブの深さが変わるため）
  - ベッドを適切な高さに上げ、環境を整える（挿管チューブを保持し、留め直ししやすいように腰の高さくらいにする）

↓

- カフ上吸引を施行し、カフ圧を確認する
- 必要時、気管吸引も実施する
  - 留め直し時に挿管チューブが動き、カフ上に貯まっている分泌物が気管に垂れ込む可能性があるため、カフ上吸引は必須である
- 人工呼吸器の一回換気量、SpO₂を確認する（留め直し後に、患者への影響を評価するため）

↓

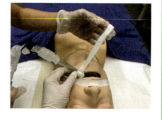

- 1人が挿管チューブを把持し、もう1人がテープを剥がす
- 剥離剤を用いて、愛護的に剥がすようにする（テープを剥がすときに、表皮まで剥がれてしまうことがあるため）
  - 挿管チューブを把持するときは、患者の下顎に挿管チューブを保持する手を置いて支点とするとよい（どこにも支点がないと、患者が動いた際に挿管チューブを押し込んでしまったり、抜けかけてしまう可能性がある）
  - 慣れていない場合には、医師に依頼する

↓

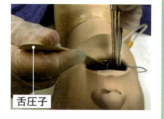

- 口角の潰瘍形成がないかしっかり観察する
- 反対側の口角へ固定位置を変更する
  - 必ず、舌圧子などを使用して喉の奥からチューブを反対側に移動させる
  - 舌の上を通すと、たわんだチューブを、患者が舌を使って押し出してしまうため注意する

舌圧子

↓

- 顔を清拭し、髭が伸びていたら剃る
- 新しいテープを貼る

↓

- 人工呼吸器の一回換気量、SpO_2の変動がないか評価する
  - 注意！　一回換気量やSpO_2に変動があったら、以下のように対応する
    - ①挿管チューブの固定の長さが変わっていないか確認する
      - →浅い場合は挿管チューブが抜けかけている可能性が、深い場合は片肺挿管の可能性がある
    - ②挿管チューブが口腔内でたわんでいないか確認する
    - ③挿管チューブを噛んでしまっていないか確認する
    - ④痰の貯留がないかアセスメントし、必要時は吸引を実施する
    - ⑤それでも改善しない場合は、すぐに医師を呼ぶ
- 患者に終了した旨を説明し体位を整える

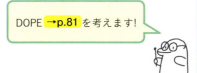

DOPE →p.81 を考えます！

■固定具の場合は、定期的な髭剃りは不要

　アンカーファスト（頬で固定するタイプ）を使用している場合は、挿管チューブの固定に髭が影響することはありません。

　患者の嗜好に合わせて髭を剃ったり整えたりすれば問題ありません。

（山口庸子）

ABCDEFバンドル

1日も早い抜管を目指す！

コレだけおさえよう！

- ABCDEFバンドルは、人工呼吸器装着患者に有効なケアをセット化したもの
- 鎮痛を十分に行い、可能な限り浅い鎮静管理とすることが、患者の予後を改善させる
- 人工呼吸管理による有害事象は、患者の長期予後に悪影響を及ぼす

1 有効なケアを「束」で行い、負のサイクルを打破する

「休日にレストランで摂った夕食。お店の雰囲気は素敵で、料理もこの上なくおいしく、ワインもすばらしい。ところが、ふと壁を見るとゴ○ブリが…」グルメサイトで、こんな口コミを見たことはありませんか？

たった1つのことですべて台なしになってしまう…。これは、人工呼吸器患者へのケアでも同様です。そんな事態を避けるべく、「有効といわれるケアを、単独ではなく、束（bundle）のようにセットで行う」のが、**バンドルケア**です。

> **あわせて知りたい**
> バンドルケアとしてよく知られているものには、ABCDEFバンドルの他、VAP予防のための人工呼吸ケアバンドル、睡眠促進バンドルなどがあります。

■人工呼吸器が、患者の予後・QOLの低下につながることもある

人工呼吸器は、換気、酸素化、呼吸仕事量のサポートを行い、多くの呼吸不全の患者の予後を改善してきました。

その一方で、原疾患やICUにおける治療によって生じる、**せん妄や筋力低下**などの新たな問題が注目されるようになりました。これらは、過剰な**鎮静**や不必要な安静などの医療行為が原因の1つとして考えられています。つまり、人工呼吸や鎮静、せん妄、筋力低下は**負のサイクル**を形成し、患者の予後やQOLを低下させてしまうのです。

> **注意**
> せん妄も、筋力低下も、対応の基本は「リスク要因を取り除くこと」となります。
> ABCDEFバンドルに示した対応以外にも、皮膚トラブル、日常生活や家族からの隔離、病状や治療に伴う身体症状・不快感などに適切に対応することが、せん妄や筋力低下を防ぐことにつながることを忘れてはいけません。

■有効なケアを臨床で普及させるために「ケアの束」ができた

　人工呼吸管理中の患者を<u>覚醒</u>させること（SAT）や、<u>自発呼吸</u>を試すこと（SBT）、さらには<u>早期リハビリテーション</u>の有効性が徐々に明らかになってきました。

　しかし、臨床ではなかなか実践されず、この溝を埋める必要がありました。そこで、2010年、Vasilevskisらによって提唱されたのが、効果があるとされる介入を束のようにセットで行う**ABCDEバンドル**です。

　SATとSBTを行い、せん妄のモニタリングと早期リハビリテーションをセットで行うことで、
① チーム間の連携向上
② ケアの標準化
③ せん妄や筋力低下の原因となる鎮静と人工呼吸器管理の長期化

といった負のサイクルを打破することを期待したのです 図1 。

ここをチェック
SAT（spontaneous awakening trial）は覚醒トライアル、SBT（spontaneous breathing trials）は自発呼吸トライアルを指します →p.149。

あわせて知りたい
バンドルアプローチの重要性は、以下のように考えると、よくわかります。
● どんなに早期リハビリテーションが有効でも、深い鎮静では本人の力を十分に引き出せない
● どんなに浅い鎮静で、動いてもらい、家族との時間を作っても、鎮痛が不十分だったら、患者にも家族にもつらい経験となる　など

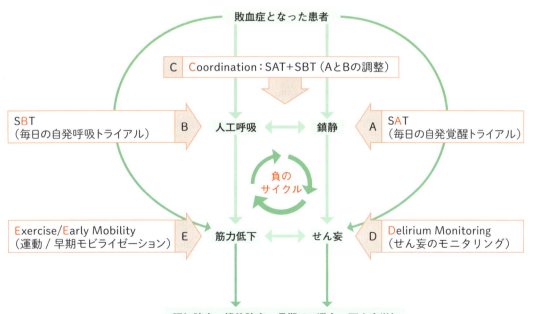

図1　ABCDEバンドルの概念図

■「家族の力」が加われば、さらに有効性が増す

2010年当初は「ABCDE」の5項目のみでしたが、近年、6つ目の「F：家族の力の活用と促進」が加わり、ABCDEFバンドルにバージョンアップされました 表1 。このバンドルを導入することで、不要な人工呼吸器を装着する期間の短縮、せん妄リスクの減少、ICU在室中の離床の促進、そのほか認知障害や身体機能障害の予防と改善、在院期間短縮や死亡率低下といった効果が期待されています。

> **あわせて知りたい**
> 家族の力は、患者に対するよい効果をもたらします。
> 同時に、家族に対するケアも重要です。近年、患者のICU入室をきっかけに家族が発症する精神障害が問題視されています。

2 A (assessment, prevention, manage pain) 鎮痛の査定・予防・管理

患者の患という字には「心が串で貫かれて痛む」という意味が、英語のpatientには「苦しみに耐える、我慢する」という意味が含まれています。

重症患者は安静時でも日常的に痛みを経験しているといわれています。痛みを我慢させないように、適切に評価し、予防（ケアの工夫や鎮痛薬）し、管理（薬剤など）することが必要です。

> **注意**
> 処置やケアに伴う痛みにも、気を配りましょう。体位や、ドレーン・チューブの位置などが原因で、痛みが生じている場合もあります。

表1 ABCDE→ABCDEFへ

	ABCDEバンドル（2010年～）		ABCDEFバンドル（2015年～）
A	SAT（spontanenous awakening trials）（毎日の自発覚醒トライアル）	A	assessment, prevention, manage pain 鎮痛の査定、予防、管理
B	SBT（spontanenous breathing trials）（毎日の自発呼吸トライアル）	B	both SAT and SBT SATとSBTを実施する
C	coordination：SAT＋SBT（AとBの調整）	C	choice of analgesia and sedation 鎮痛薬や鎮静薬の選択をする
D	delirium monitoring（せん妄のモニタリング）	D	delirium：assess, preventand manage せん妄：査定、予防、管理
E	exercise/early mobility（運動/早期モビライゼーション）	E	early mobility and exercise 早期モビライゼーションと運動療法
		F	family engagement and empowerment 家族の関与とその機能の促進

■痛みの評価を適切に行うことが大切

「手術したから痛いのは当たり前」「おおげさに痛みを訴えすぎなのでは」などという人はさすがにいないと思いますが、私たちの主観で患者の痛みを評価してはいけません。患者が痛みを訴えたときは「なんでも」「いつでも」考慮されるべきです。

①痛みを自己申告できる患者の場合

痛みは、個人が主観的に感じるものなので、感じている者が申告してはじめて「存在するもの」なのです。

したがって、痛みを自己申告できる患者では、**患者の訴え**が評価のゴールドスタンダードになります。

これを測定するのが**NRS**や**VAS**です 図2 。

> **ここをチェック**
> NRS>3もしくはVAS>3は、患者の痛みを示唆するため、何らかの対応が必要とされています。

②コミュニケーションがとれない患者の場合

一方で、コミュニケーションがとれないからといって、痛み管理が不要とはいえません。

かつて、コミュニケーションがとれない患者の痛みは、バイタルサインだけで評価していましたが、現在は、バイタルサインに加え、客観的評価ができるスケール（**BPS** 表2 、**CPOT** 表3 ）[1]の使用が推奨されています。

> **ここをチェック**
> BPS>5、CPOT>2は、患者の痛みを示唆するため、何らかの介入が必要です。

図2 痛みを自己申告できる患者に使うスケール

NRS（numeric rating scale）

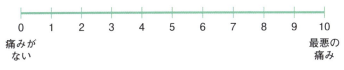

- 現在の痛みが「0～10までの11段階で、どの程度か」を患者自身に口頭または視覚的に指し示してもらう方法
- 口頭のものをNRS-O、視覚的なものをNRS-Vという

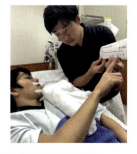

VAS（visual analogue scale）

痛みがない	最悪の痛み

> 臨床では、VASよりもNRSのほうが一般的に使用されています

- 一端が「まったく痛まない」、他端が「これ以上ない痛み、もしくは想像し得る最大の痛み」とした10cmの直線に、現在の痛みがどこに相当するかを患者に記してもらう方法
- 水平のものをVAS-H、垂直のものをVAS-Vという

表2 BPS（behavioral pain scale）

項目	説明	スコア
表情	穏やかな	1
	一部硬い（たとえば、まゆが下がっている）	2
	まったく硬い（たとえば、まぶたを閉じている）	3
	しかめ面	4
上肢	まったく動かない	1
	一部曲げている	2
	指を曲げて完全に曲げている	3
	ずっと引っ込めている	4
呼吸器との同調性	同調している	1
	時に咳嗽、大部分は呼吸器に同調している	2
	呼吸器とファイティング	3
	呼吸器の調整がきかない	4

（Payen JF から日本語訳についての承諾済み）
日本集中治療医学会 J-PAD ガイドライン作成委員会編：日本版・集中治療室における成人重症患者に対する痛み・不穏・せん妄管理のための臨床ガイドライン．日集中医誌 2014；21(5)：544．より引用

「表情」「上肢」「呼吸器との同調性」3項目のスコアを合計し、BPS＞5で痛みありと評価します

③痛みの性質

スケールを使用して継時的に痛みを評価することは大切ですが、数値化することのみにとらわれると、詳細な**痛みの性質**が忘れ去られてしまう危険性もあります。

生活のなかで、患者が、どのようなときにどのような痛みを感じているか、そのときにどのような対応をしたかなどを共有し、チームで継続的にかかわっていくことが大切です。

あわせて知りたい

例えば、長期臥床による腰痛のある患者の背中にクッションを入れる場合、より痛みの少ないのは「上から入れる」「左から入れる」など、1人ひとり違います。

リハビリを痛がって拒否する患者に「15分後にリハビリです」と伝えただけで患者の準備が整い、離床が進むこともあります。

教えて！ BPS や CPOT は、ICU 以外でも役立つ？

CPOTは、気管挿管されていない患者にも使えるので、一般病棟でも導入しやすいかもしれません。現在のところ、評価が簡便なBPSを使っている施設のほうが多い印象があります。

（坂木孝輔）

表3 CPOT(critical-care pain observation tool)

指標	状態	説明	点
表情	筋の緊張がまったくない	リラックスした状態	0
	しかめ面・眉が下がる・眼球の固定、まぶたや口角の筋肉が萎縮する	緊張状態	1
	上記の顔の動きと眼をぎゅっとするに加え固く閉じる	顔をゆがめている状態	2
身体運動	まったく動かない(必ずしも無痛を意味していない)	動きの欠如	0
	緩慢かつ慎重な運動・疼痛部位を触ったりさすったりする動作・体動時注意をはらう	保護	1
	チューブを引っ張る・起き上がろうとする・手足を動かす/ばたつく・指示に従わない・医療スタッフをたたく・ベッドから出ようとする	落ち着かない状態	2
筋緊張 (上肢の他動的屈曲と伸展による評価)	他動運動に対する抵抗がない	リラックスした	0
	他動運動に対する抵抗がある	緊張状態・硬直状態	1
	他動運動に対する強い抵抗があり、最後まで行うことができない	極度の緊張状態あるいは硬直状態	2
人工呼吸器の順応性(挿管患者) または 発声(抜管された患者)	アラームの作動がなく、人工呼吸器と同調した状態	人工呼吸器または運動に許容している	0
	アラームが自然に止まる	咳きこむが許容している	1
	非同調性:人工呼吸の妨げ、頻回にアラームが作動する	人工呼吸器に抵抗している	2
	普通の調子で話すか、無音	普通の声で話すか、無音	0
	ため息・うめき声	ため息・うめき声	1
	泣き叫ぶ・すすり泣く	泣き叫ぶ・すすり泣く	2

(Gélinas C, et al. Clin J Pain 2007;23(6):497-505. から日本語についての許諾を得た。名古屋大学大学院医学系研究科博士課程後期課程看護学専攻山田章子氏のご厚意による。これは信頼性・妥当性を検証中の暫定版である)
日本集中治療医学会 J-PAD ガイドライン作成委員会編:日本版・集中治療室における成人重症患者に対する痛み・不穏・せん妄管理のための臨床ガイドライン. 日集中医誌 2014;21(5):544:14. より引用

「表情」「体の動き」「人工呼吸器への同調性」「筋緊張」4指標のスコアを合計し、CPOT>2で痛みありと評価します

3 B (both SAT and SBT) SATとSBTを実施する

Part4「ウィーニングプロトコル」で詳しく説明します →p.149 。

4 C (choice of analgesia and sedation) 鎮痛薬や鎮静薬を選択する

■鎮静より鎮痛を優先する

鎮静には、①患者の快適性・安全性の確保（不安・不穏の防止）、②酸素消費量・基礎代謝量の減少、③換気の改善と圧外傷の減少などの利点があります。

しかし、過度の鎮静は、人工呼吸期間やICU入室期間を延長させます。それだけでなく、ICU退室後のPTSDの発生と関連し、患者の長期アウトカムに悪影響を及ぼすといわれています。そのため、鎮静薬の使用を必要最小限にする鎮静管理が推奨されています。

そこで「十分な鎮痛を行い、それでも必要であれば最低限の鎮静を検討しましょう」ということが推奨されるようになりました。

鎮痛薬の種類と特徴を 表4 にまとめます。

> **ここをチェック**
>
> PTSD（posttraumatic stress disorder：心的外傷後ストレス障害）は、特に、ICU入室中の鎮静管理に伴う妄想的な記憶が大きな要因の1つとされています。

> **教えて！** 鎮痛は、鎮静薬を減らすためだけに推奨されているの？
>
> 重症患者は、さまざまな痛みを抱えています。挿管チューブをはじめとする各種ドレーン・チューブや吸引、リハビリテーションによる痛み、手術創の痛みなどが代表的です。にもかかわらず、挿管患者の多くは痛みを訴えることができないため、あまり注目されてこなかった経緯があります。
>
> 痛みは不快な記憶として残り、患者の生活を長期にわたって低下させるといわれています。挿管患者の不穏や不快を発見したら、まずは「鎮痛が十分になされているか」をアセスメントすることが大切です。
>
> （坂木孝輔）

表4 鎮痛薬の種類と特徴

種類	作用発現	作用持続	投与量	特徴	副作用
モルヒネ 麻薬	5〜10分	3〜4時間	5〜10mgの静脈内投与	●腎障害患者では作用が遅延するので原則禁忌 ●ヒスタミン遊離による血管拡張・鎮静によって心拍を減少させる	呼吸抑制、消化管運動低下、胆道内圧上昇、嘔気、血圧低下、気管支収縮、瘙痒
フェンタニル 麻薬 （よく使う）	1〜2分	30〜60分	20〜200μg/時の持続静脈内投与	●効果発現がすみやか ●心収縮力抑制作用やヒスタミン遊離による血管拡張作用が弱いため、循環動態が不安定な患者にはフェンタニルを使用	呼吸抑制、消化管運動の低下、嘔気
ブプレノルフィン（レペタン®）	30分	6〜9時間	0.1〜0.2mgの静脈内投与	●天井効果（ある量を超えると鎮痛効果は増加せず副作用のみ増加）	嘔気
ペンタゾシン（ソセゴン®）	15〜20分	3〜4時間	15〜30mgの静脈内投与	●心疾患や脳外傷患者への使用は十分注意	呼吸抑制、血圧や肺動脈圧の上昇、心筋酸素消費量増加、脳圧亢進
NSAIDs（ロピオン®）	30分	30〜240分	50mg/回の静脈内投与	●シクロオキシゲナーゼ阻害により炎症物質のプロスタグランジン合成を抑制し鎮痛作用を発揮 ●重症心不全患者の代償機構を拮抗するため注意	腎機能障害 消化性潰瘍、出血 血小板凝集抑制、血圧低下、心不全の増悪
アセトアミノフェン（アセリオ）	10分	7時間	300〜1,000mg 最大投与量：4,000mg/日 ただし、体重50kg未満の成人では体重1kgあたり15mg/回を上限	●呼吸抑制や意識への影響がなく、他の鎮痛薬に比べて安全性が高く使用しやすい	肝機能障害のリスク（肝機能低下患者には注意）

■鎮静深度のアセスメントにはコツがある

覚醒や鎮静のレベルはRASS 表5 やSAS 表6 でモニタリングします。RASSであれば−2〜0、SASであれば3〜4が目標の鎮静深度とされています。

簡便に鎮静深度が測れる信頼できるツールですが、正確に測るためにはコツがあります。例えば、RASSを測るとき、いきなり患者に声をかけてしまうのは、よくありません。30秒間患者を観察し、視診によって0〜＋4を判定するのがポイントです。

> 注意
> RASSは、鎮静深度のみでなく興奮を評価できるスケールで、プラスは興奮、マイナスは鎮静が強いと判定します。

> プラスは不穏、マイナスは深い鎮静であることを示します

表5 RASS（Richmond agitation-sedation scale）

スコア	用語	説明	刺激
＋4	好戦的な	明らかに好戦的な、暴力的な、スタッフに対する差し迫った危険	
＋3	非常に興奮した	チューブ類またはカテーテル類を自己抜去：攻撃的な	
＋2	興奮した	頻繁な非意図的な運動、人工呼吸器ファイティング	
＋1	落ち着きのない	不安で絶えずそわそわしている、しかし動きは攻撃的でも活発でもない	
0	意識清明な落ち着いている		
−1	傾眠状態	完全に清明ではないが、呼びかけに10秒以上の開眼及びアイ・コンタクトで応答	呼びかけ刺激
−2	軽い鎮静状態	呼びかけに10秒未満のアイ・コンタクトで応答	
−3	中等度鎮静状態	呼びかけに動きまたは開眼で応答するがアイ・コンタクトなし	
−4	深い鎮静状態	呼びかけに無反応、しかし、身体刺激で動きまたは開眼	身体刺激
−5	昏睡	呼びかけにも身体刺激にも無反応	

> STEP 1
> 30秒間、患者を観察
> →視診のみで0〜＋4を判定

> STEP 2
> ①大声で名前を呼ぶか、開眼するように言う
> ②10秒以上アイ・コンタクトができなければ繰り返す
> →呼びかけ刺激で−1〜−3を判定
> ③動きが見られなければ肩を揺するか、胸骨を摩擦する
> →身体刺激で−4、−5を判定する

Sessler CN, Gosnell MS, Grap MJ, et al. The Richmond Agitation-Sedation Scale：validity andreliability in adult intensive care unit patients. *Am J Respir Crit Care Med* 2002：166（10）：1338-1344.

表6 SAS（sedation-agitation scale）

スコア	状態	説明
7	危険なほど興奮	気管チューブやカテーテルを引っ張る ベッド柵を越える 医療者に暴力的 ベッドの端から端まで転げ回る
6	非常に興奮	頻回の注意にもかかわらず静まらない 身体抑制が必要 気管チューブを噛む
5	興奮	不安または軽度興奮 起き上がろうとするが、注意すれば落ち着く
4	平静で協力的	平静で覚醒しており、または容易に覚醒し、指示に従う
3	鎮静状態	自然覚醒は困難 声かけや軽い揺さぶりで覚醒するが、放置すれば再び眠る 簡単な指示に従う
2	過度に鎮静	意思疎通はなく、指示に従わない 自発的動きが認められることがある。目覚めていないが、移動してもよい
1	覚醒不能	強い刺激にわずかに反応する、もしくは反応がない 意思疎通はなく、指示に従わない

Riker RR, Picard JT, Fraser GL. Prospective evaluation of the Sedation-Agitation Scale for adult criticaly ill patients. *Crit Care Med* 1999; 27: 1325-1329.

評価方法の視診がないので、慣れないと使いづらいかもしれません

ワンポイントアドバイス

鎮静深度の評価スケールの種類

　RASS（Richmond agitation-sedation scale）は、Sesslerらによって2002年に発表されたスケールで、多職種（医師、看護師、薬剤師）によって開発されたのが特徴です。評価のステップが決まっているため、不慣れなスタッフでも使用しやすいこともメリットの1つとなります。

　SAS（sedation-agitation scale）は、Rikerらによって1994年に作成されたスケールです。もともとは、不穏に対するハロペリドールの影響を評価するために作成されたものです。

　「人工呼吸中の鎮静のためのガイドライン」では、RASSが推奨されていますが、どちらを使っても問題ありません。大切なのは「どのスケールを使うのか」ではなく、「どのように正しく評価するか」です。

■非ベンゾジアゼピン系鎮静薬のほうがせん妄は起きにくい

鎮静薬は、ベンゾジアゼピン系（ミダゾラムなど）よりも非ベンゾジアゼピン系（プロポフォールまたはデクスメデトミジン）のほうが、人工呼吸期間、ICU入室期間、せん妄発生頻度において好ましいといわれています 表7 。

筆者の施設では人工呼吸器使用中の患者には、フェンタニルを持続で投与し、必要であればデクスメデトミジンまたはプロポフォールを使用しています。

> **あわせて知りたい**
>
> 十分な鎮痛がなされていれば、鎮静薬を使わずにすむことも多いです。筆者の施設でも、フェンタニルだけで、快適にテレビを見て過ごしている患者はたくさんいます。

5 D (delirium:assess, prevent and manage) せん妄の査定・予防・管理

せん妄は、急性に発症する注意力の障害（注意を向ける、集中する、維持する、注意をそらす能力の低下）で、1日のなかで変動するのが特徴です。

重症患者におけるせん妄は、急性発症する脳の機能障害と考えられ、死亡率との関連が示されています。

表7 鎮静薬の種類と特徴

種類	作用発現	作用持続	投与量	特徴	副作用
ミダゾラム（ドルミカム®）	2〜5分	1〜3時間	0.02〜0.18 mg/kg/時	●循環が不安定でも使いやすい ●深い鎮静や長期間の鎮静に最適だが覚醒遅延を起こしやすい	呼吸抑制、興奮、前行性健忘 せん妄リスクを高める
プロポフォール（ディプリバン®）	1分	10〜20分	0.3〜3 mg/kg/時	●鎮静レベルを調整しやすい ●脂肪製剤のため細菌汚染のリスクがある。製剤や輸液ラインは12時間ごとに交換 ●持続的血圧モニターができる状態で使用	呼吸抑制や血管拡張作用による低血圧、血管痛 プロポフォール症候群（アシドーシス、多臓器障害）
デクスメデトミジン（プレセデックス®）	15分	2時間	0.2〜0.7 μg/kg/時	●認知機能を維持しやすい ●呼吸抑制が弱い ●鎮痛作用、抗不安作用、交感神経抑制作用がある ●持続的血圧モニターができる場合にのみ使用	徐脈、血圧低下

■せん妄の約7割は見落とされている

「あの患者さん、せん妄っぽいね」という会話をよく聞きますが、私たち看護師は、どれだけせん妄を正しく見抜けているでしょうか？

看護師が表現する「せん妄っぽい」は、見つけやすい**過活動型**です。しかし、臨床で圧倒的に多いのは、見つけにくい**低活動型**です 図3 。つまり、せん妄は見落とされやすいのです。

> **ここをチェック**
> Spronkらの報告[1]によると、看護師が患者を正しくせん妄と判定する確率は34.8％だったそうです（ちなみに、同じ報告の中で医師が正しくせん妄と判定する確率は28％とされています）。

■せん妄は客観的スケールで評価する

せん妄の評価には、CAM-ICU 表8[p.130] やICDSC 表9[p.131] といった客観的なスケールを用います。

①スケールの重要性を患者・スタッフで共有する

筆者の施設ではCAM-ICUを使っていますが、普及するのに少し苦労しました。「患者さんに変な質問をして怒られたらどうしよう」と考えるスタッフが少なからずいたからです。

慣れていないスタッフでも問題なく実施できるよう、しっかりと必要性を患者に説明しておき、カードなどをベッドサイドに置いたり、全看護師に配布するなどの対応をすると、導入しやすいです。

> **あわせて知りたい**
> CAM-ICUの場合、「所見2」の評価に入る前に、患者さんに「薬の影響でボーッとしたり、混乱したりすることがあるので、皆さんに行っている簡単なチェックをさせてください」と説明してから開始するとよいでしょう。

図3 せん妄の3タイプ

過活動型せん妄

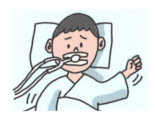

- 暴れたり、ソワソワしたりするタイプ
- 看護師が直接的に困るので見つけやすい
- RASS ＋1以上

低活動型せん妄

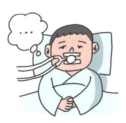

- 傾眠や、活気がなくチーンとしているタイプ
- 一見せん妄と気づきにくいが、圧倒的に多い
- RASS 0〜－3

混合型せん妄

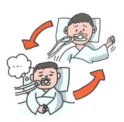

- 過活動型と低活動型が混合するタイプ

② せん妄スケール評価にもコツがある

CAM-ICUは、発声できない患者にも使用できるのがメリットです。ただし、医療者の質問に答えられない患者には使用できません。RASSによる鎮静深度の評価が組み込まれているのは、そのためです。

数字を読むときは、3秒間隔で読むのがポイントです（注意を維持できない患者は3秒待つのが難しいため）。

一方、ICDSCは、客観的な患者の状態や行動から評価できるため、医療者の質問に答えられない患者に対しても使用できるのが特徴です。

あわせて知りたい
当院で使用しているカードを示します。

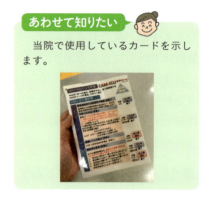

表8 CAM-ICU

Step 1	RASSによる評価		
	● RASSが－3～＋4の場合、Step 2へ進む ● RASSが－4か－5の場合は評価を中止し、後で再評価する		
Step 2	**せん妄評価**		
所見1	急性発症または活動性の経過 ● 基準線からの精神状態の急性変化があるか？ ● または患者の精神状態が過去24時間で変動したか？	NO	せん妄なし（終了）
所見2	注意力の欠如 ● ASE（注意力スクリーニングテスト） 「1のときに手を握ってください」と指示する → 6 1 5 3 1 9 1 1 2 4　(3秒間隔で)	エラー3回未満	せん妄なし（終了）
所見3	意識レベルの変化 ● Step1でRASS 0だった場合、所見4へ	RASS 0以外	せん妄なし（終了）
所見4	無秩序な思考 ● 以下の質問（どちらか1セット）に答えてもらう（挿管中なら、うなずきや手を握って答えてもらう） →セットA　1. 石は水に浮くか？ 　　　　　2. 魚は海にいるか？ 　　　　　3. 1gは2gより重いか？ 　　　　　4. 釘を打つのにハンマーを使うか？	エラー2問未満	せん妄なし（終了）
	→セットB　1. 葉っぱは水に浮くか？ 　　　　　2. 象は海にいるか？ 　　　　　3. 2gは1gより重いか？ 　　　　　4. 木を切るのにハンマーを使うか？	エラー2問未満	**せん妄あり**（終了）

日本集中治療医学会 J-PAD ガイドライン作成委員会：日本版・集中治療室における成人重症患者に対する痛み・不穏・せん妄管理のための臨床ガイドライン．日集中医誌　2014；21(5)：539-579. を一部改変のうえ転載

注意
CAM-ICUは「今せん妄かどうか」を判断するスケールです。重症度はわかりません。

表9 ICDSC

このスケールはそれぞれ8時間のシフトすべて、あるいは24時間以内の情報に基づき完成される。明らかな徴候がある＝1ポイント；アセスメント不能、あるいは徴候がない＝0ポイントで評価する。それぞれの項目のスコアを対応する空欄に0または1で入力する

1．意識レベルの変化 (A)反応がないか、(B)何らかの反応を得るために強い刺激を必要とする場合は評価を妨げる重篤な意識障害を示す。もしほとんどの時間(A)昏睡あるいは(B)昏迷状態である場合、ダッシュ（―）を入力し、それ以上評価は行わない (C)傾眠あるいは、反応までに軽度ないし中等度の刺激が必要な場合は意識レベルの変化を意味し、1点である (D)覚醒、あるいは容易に覚醒する睡眠状態は正常を意味し、0点である (E)過覚醒は意識レベルの異常と捉え、1点である	
2．注意力欠如 会話の理解や指示に従うことが困難。外からの刺激で容易に注意がそらされる。話題を変えることが困難。これらのうちいずれかがあれば1点	
3．失見当識 時間、場所、人物の明らかな誤認、これらのうちいずれかがあれば1点	
4．幻覚、妄想、精神障害 臨床症状として、幻覚あるいは幻覚から引き起こされていると思われる行動（例えば、空を掴むような動作）が明らかにある。現実検討能力の総合的な悪化、これらのうちいずれかがあれば1点	
5．精神運動的な興奮あるいは遅滞 患者自身あるいはスタッフへの危険を予防するために追加の鎮静薬あるいは身体抑制が必要となるような過活動（例えば、静脈ラインを抜く、スタッフをたたく）、活動の低下、あるいは臨床上明らかな精神運動遅滞（遅くなる）、これらのうちいずれかがあれば1点	
6．不適切な会話あるいは情緒 不適切な、整理されていない、あるいは一貫性のない会話、できごとや状況にそぐわない感情の表出。これらのうちいずれかがあれば1点	
7．睡眠・覚醒サイクルの障害 4時間以下の睡眠。あるいは頻回な夜間覚醒（医療スタッフや大きな音で起きた場合の覚醒を含まない）、ほとんど一日中眠っている、これらのうちいずれかがあれば1点	
8．症状の変動 上記の徴候あるいは症状が24時間のなかで変化する（例えば、その勤務帯から別の勤務帯で異なる）場合は1点	

Bergeron N, Dubois MJ, Dumont M, et al. Intensive Care Delirium Screening Checklist : evaluation of a new screening tool. *Intensive Care Med* 2001；27(5)：859-864.
卯野木健, 劔持雄二：ICDSCを使用したせん妄の評価. 看技 2011；57：45-49. より転載

注意
ICDSCは、「今せん妄かどうか」は判断しませんが、ある一定期間の症状から、せん妄状態にあるかを判定するスクリーニングツールになります

6　E (early mobility and exercise) 早期モビライゼーションと運動療法

　人工呼吸器管理中の**早期リハビリテーション**は、ABCDEFバンドルにおける重要な部分です。この項目を達成するには「今日、何をどこまでするか」というゴールを設定することが重要です。

■鎮痛・鎮静の調整、患者への動機づけを行ってから開始する

　ショックが進行している患者や、安静が必要な患者に、積極的なリハビリテーションを開始することはできません。医師を含めたチームで適応を検討し、**開始基準**と**中止基準** 表10 を明確にしておくことで、安全性を担保します。

　鎮痛が不十分な状態や、鎮静されている状態で、リハビリテーションを開始するのは困難なので、開始前には**鎮痛・鎮静の調整**をしておくことが必要です。

　運動療法を進めていくためには、患者自身が主体的に取り組むことが何より大事です。鎮痛、覚醒とともに、早期リハビリテーションの意義や効果を十分に患者と共有し、不安を取り除き、**動機づけ**することが重要です。

> **ここをチェック**
> 早期モビライゼーションと運動療法における看護師の役割を以下に示します。
> ①適応の判断、開始前の準備
> ②開始基準と中止基準をチームで共有しておく
> ③やる気スイッチを入れる援助
> ④チームの調整
> ⑤安全性の配慮(有害事象の早期発見と対応、インシデント発生予防)
> ⑥患者の力を引き出す日常生活援助

■安全性に配慮し、意図的に支援するのが看護師の役割

　患者にとってベストな「開始のタイミング」は、患者の身体状態だけでなく、患者の希望、検査・処置や面会の状況、スタッフの繁忙度などを総合的に判断して調整しなければならないため、看護師が行うのが最適です。

　実際に行う際は、有害事象（SpO_2の低下、心拍数や血圧の変化など）や、インシデント（ルート類のズレや計画外抜去など）を起こさないよう、**安全**に配慮します。

　早期モビライゼーションと運動療法は、体位を変える・座る・立つ・歩くなどだけではありません。**日常生活動作**（食事・更衣・整容・排泄など）や、読書・テレビ鑑賞・家族と過ごす時間など、ベッドサイドにいる看護師が知っているタイミングを活かし、**日常を取り戻すプロセス**において意図的に支援することが重要です。

　最終目標は、数か月後に元の生活に戻れるように運動機能を取り戻し、維持することです。

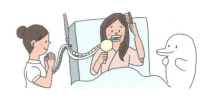

表10 早期離床と早期からの積極的な運動の中止基準（ICUの場合）

カテゴリー	項目・指標	判定基準値あるいは状態	備考
全体像神経系	反応 表情 意識 不穏 四肢の随意性 姿勢調節	明らかな反応不良状態の出現 苦悶表情、顔面蒼白・チアノーゼの出現 軽度以上の意識障害の出現 危険行動の出現 四肢脱力の出現 急速な介助量の増大 姿勢保持不能状態の出現 転倒	呼びかけに対して傾眠、混迷の状態
自覚症状	呼吸困難 疲労感	突然の呼吸困難の訴え 努力呼吸の出現 耐えがたい疲労感 患者が中止を希望 苦痛の訴え	気胸、PTE 修正 Borg Scale 5〜8
呼吸器系	呼吸数 SpO₂ 呼吸パターン 人工呼吸器	＜5/分または＞40/分 ＜88% 突然の吸気あるいは呼気努力の出現 不同調 バッキング	一過性の場合は除く 聴診など気道閉塞の所見もあわせて評価
循環器系	心拍数 心電図所見 血圧	運動開始後の心拍数減少や徐脈の出現 ＜40/分または＞130/分 新たに生じた調律異常 心筋虚血の疑い 収縮期血圧＞180 mmHg 収縮期または拡張期血圧の20%低下 平均動脈圧＜65 mmHgまたは＞110 mmHg	一過性の場合を除く
デバイス	人工気道の状態 経鼻胃チューブ 中心静脈カテーテル 胸腔ドレーン 創部ドレーン 膀胱カテーテル	抜去の危険性（あるいは抜去）	
その他	患者の拒否 中止の訴え 活動性出血の示唆 術創の状態	ドレーン排液の性状 創部離開のリスク	

日本集中治療医学会早期リハビリテーション検討委員会：集中治療における早期リハビリテーション—根拠に基づくエキスパートコンセンサス—. 日集中医誌 2017；24：255-303. より掲載

7 F (family engagement and empowerment) 家族の関与とその機能の促進

　ABCDEFバンドルの最後の要素は家族です。家族をチームに巻き込み、バンドル遵守の一員として参画を促す[2]のです。

　家族に患者とコミュニケーションを図ってもらえば、患者は安心し、せん妄予防やリハビリの促進につながる可能性があります。

　一方、家族をチームに巻き込んで患者をケアすることは、家族が抱えるつらさや満たされない欲求（ニード）を満たし、家族ケアにつながると考えます。

　そのためには、医療者と家族が十分なコミュニケーションをとることが必要です。そこで、構造化されたコミュニケーションアプローチ（VALUE 表11 など）の使用が提案されているのです。

*

　ABCDEFバンドルをきっちり行うと、ICU退室後の合併症、PICS（集中治療後症候群）の予防につながるといわれています。

　患者と家族のゴールはICUを生存退室することではなく、可能な限り最高の生活に戻ることだということを忘れてはいけません。そのゴールに向け、多職種が専門分野を活かして協働し、工夫しながらバンドルを実践しましょう。

（坂木孝輔）

あわせて知りたい

家族の抱える「満たされないニード」のうち、以下の3つが特に重要といわれています。
- 保証のニード：治療や処置に安心感や希望など保証を求めるニード
- 情報のニード：患者のことを中心としたさまざまなことに関する情報を求めるニード
- 接近のニード：患者に近づき、何かしてあげたいと思うニード

あわせて知りたい

　PICS (post intensive care syndrome) は、ICU入室患者に生じる運動・認知機能障害、精神障害の総称です。これを防ぐために、今できることが、ABCDEFバンドルなのです。

表11 VALUE

Value family statement
（家族の意向を尊重する）
Acknowledge family emotions
（家族の感情を承認する）
Listen to the family
（家族の話を聞く）
Understand the patient as a person
（患者を人として理解する）
Elicit family questions
（家族の質問を引き出す）

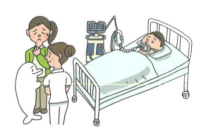

Curtis JR, White DB. Practical guidance for evidencebased ICU family conferences. *Chest* 2008；134：835-843.
立野淳子，山勢博彰，山勢善江：集中治療領域における終末期患者の家族ケア．日集中医誌 2011；18：337-345．

教えて！ ICU-AW って何？

　ICU-AW（ICU Acquired weakness）は、ICU入室後、急激に発症する左右対称性の四肢筋力低下で、7日間以上人工呼吸器を装着した患者の25〜47％に発症するとされます[1]。

　ICU-AWは、筋力の低下（critical illness myopathy：CIM）、神経障害（CIP：critical illness polyneuropathy）、筋・神経の両方の障害を併せ持つ混合障害（critical illness neuromyopathy：CINM）の3つに分類されます。CIMは数週間から月単位で回復しますが、CIPは時に年単位で運動機能に後遺症を残すといわれます。

　対策として重要なのは、低栄養と不動による負のスパイラルを打破することです[2]。そのため、栄養療法とリハビリテーションが大きな柱になります。

　重症患者は、筋肉を壊してエネルギーを産生している（異化亢進）ため、回復期以降は十分な栄養投与が必要です。特に、カロリーは足りていてもタンパク質が不足している状況をしばしばみかけます。リハビリテーションだけを行っていても筋肉が壊れるだけです。私たち看護師には、栄養の視点も必要なのです。

（坂木孝輔）

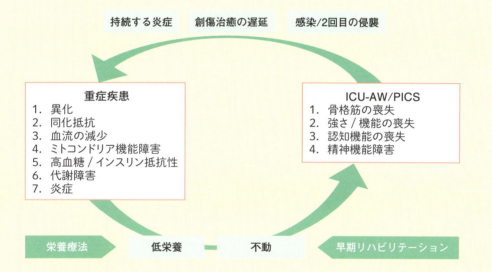

Inoue S, Hatakeyama J, Kondo Y, et al. Post-intensive care syndrome: its pathophysiology, prevention, and future directions. *Acute Med Surg* 2019; 6: 233–246.

文献

1. De Jonghe B, Cook D, Sharshar T, et al. Acquired neuromuscular disorders in critically ill patients: a systematic review. *Intensive Care Med* 1998; 24: 1242-1250.
2. 立野淳子，山勢博彰，山勢善江：集中治療領域における終末期患者の家族ケア．日集中医誌 2011；18：337-345.
3. 日本集中治療医学会 J-PAD ガイドライン作成委員会：日本版・集中治療室における成人重症患者に対する痛み・不穏・せん妄管理のための臨床ガイドライン．日集中医誌 2014；21（5）：539-579.
4. 日本集中治療医学会早期リハビリテーション検討委員会：集中治療における早期リハビリテーション ―根拠に基づくエキスパートコンセンサス―．日集中医誌 2017；24：255-303.

患者の苦痛への対応

コレだけおさえよう！

- 人工呼吸器装着中の患者の多くは「喉の渇き」「コミュニケーション」の苦痛を抱える
- 喉の渇き・口渇は軽視されがちだが、QOLにかかわるので、継続的な対応が必要となる
- コミュニケーションは、プロセスのどこが阻害されているかで対応が異なることに注意

1 人工呼吸器装着中の患者はさまざまな苦痛を抱える

　看護師は患者のそばにいる時間が長いので、患者の訴えを直接聞くことが多いと思います。人工呼吸器管理が「鎮痛ベースの浅い鎮静」へとシフトしていくなかで、患者はどのようなストレスを感じているのでしょうか。

　患者が感じるストレスの上位10項目をまとめたのが 表1 です。私たち看護師は、喉の渇きや不安について、どこまで把握できているでしょうか？

> **あわせて知りたい**
> 表1 に示したのは、筆者もかかわった「12時間以上人工呼吸器管理を受けた100名の患者に、ストレスについてインタビューする」研究[1]の結果です。

■「訴えがないこと＝症状がないこと」ではない

　医療者は、痛みやせん妄など、治療を阻害したり、トラブルの原因となったりする症状ばかりに注目しがちです。

　抜管後に「実は苦しくてずっと我慢していた…」などと言われないように、積極的に看護師サイドから患者に聞いて評価し、介入していくことが大切です。

> 「ナースコールが鳴らないから」といって、苦痛がないとは判断できません。ナースコールが手の届かない位置にある場合や、筋力低下などによって押すことができない可能性もあります

■重症患者は「痛み」「口渇」「不安」「呼吸困難」「不眠」を抱える

2015年、私たち看護師が注目すべき論文[2]が発表されました。その論文には、重症患者がストレスに感じる症状は、痛み、口渇、不安、呼吸困難、不眠の5つであること。それらの症状について、私たち医療者は、毎日評価すべきだ、と書かれています。

ここでは、人工呼吸器装着患者が感じる苦痛のうち、特に頻度が高い「喉の渇き（口渇）」と「コミュニケーション」に関して紹介します。

口渇やコミュニケーション以外にも、人工呼吸器装着患者は多くの苦痛を抱えています。そこにタイムリーにかかわれるのはベッドサイドにいる看護師の特権です。患者を尊重し、時間を費やし、意図を持って聴くこと。目で、耳で、心で、声にならない患者の声を聴こうとする私たちの姿勢が、患者の苦痛を和らげ、回復する力を引き出すのです。

> **あわせて知りたい**
>
> 患者のストレスとなる症状はNRSや専用のツールで評価することが望ましいとされていますが、少なくとも"はい/いいえ"で患者に答えてもらうことが提案されています。

表1 人工呼吸器装着中の患者が感じる「中程度以上のストレス」上位10項目（n=96）

項目	中等度～かなり	
喉の渇き	76.1%	｝渇き（口渇含む）
会話がしづらいこと	72.6%	｝コミュニケーション
会話ができないこと	72.9%	
挿管チューブによる不快	67.7%	｝チューブによるつらさ
挿管チューブによる違和感	66.7%	
自由に動けないこと	69.8%	
痰の吸引	66.7%	
恐怖心を感じたこと	66.0%	
強い痛み	63.6%	
自分をコントロールできないこと	66.7%	

高島尚美, 村田洋章, 西開地由美, 他：12時間以上人工呼吸管理を受けたICU入室患者のストレス経験. 日集中医誌 2017；24：399-405. より一部改変のうえ転載

2 「口渇」を軽視してはいけない

　人工呼吸器装着中の患者は、挿管チューブによって口が開いたままとなっています。加えて、水分制限や利尿薬の投与、自分のタイミングで自由に口を潤せないことなどで、口渇が出現しやすい状況にあります。

　しかし、痛みやせん妄に比べて、口渇は**過小評価**されがちです。患者の主観を評価しつつ、看護師が客観的に口腔内を観察し、経時的な変化をとらえつつ介入していく必要があります。

　口渇対策として、効果があったとされる方法を 図1 にまとめます。

> **ここをチェック**
> この研究では介入後5分待って3回繰り返していますが、そこまで厳密にやらなくてもいいと思います。
> 大切なのは、患者の口渇に関心を寄せ、それに対応する準備があることです。

図1 口渇への対応法

①口渇の主観評価（患者に聞く）、客観評価（OAG 表2 ）をする

↓

②コップに冷たい滅菌水を半分入れてスワブに浸す
　もう半分はスプレーボトルに入れる

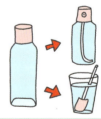

↓

③患者の姿勢を整え、「口を湿らせますね」と言ってスワブで2〜3回口を拭く

↓

④「5、6回スプレーをして湿らせますね」と言ってスプレーを最大6回かける
　（研究では5分待って3回、「スワブで拭く→スプレーをかける」を繰り返している）

↓

⑤終了時にリップクリームをつける

Puntillo K, Arai SR, Cooper BA, et al. A randomized clinical trial of an intervention to relieve thirst and dry mouth in intensive care unit patients. *Intensive Care Med* 2014；40(9)：1295-1302.

表2 客観的な口腔内観察に役立つ指標（OAG）

項目	アセスメントの手段	診査方法	状態とスコア 1	状態とスコア 2	状態とスコア 3
声	聴く	患者と会話する	正常	低い／かすれている	会話が困難／痛みを伴う
嚥下	観察	嚥下をしてもらう *咽頭反射テストのために舌圧子を舌の奥のほうに優しく当て押し下げる	正常な嚥下	嚥下時に痛みがある／嚥下が困難	嚥下ができない
口唇	視診 触診	組織を観察し、触ってみる	滑らかで、ピンク色で、潤いがある	乾燥している／ひび割れている	潰瘍がある／出血している
舌	視診 触診	組織に触り、状態を観察する	ピンク色で、潤いがあり、乳頭が明瞭	舌苔がある／乳頭が消失しテカリがある、発赤を伴うこともある	水疱がある／ひび割れている
唾液	舌圧子	舌圧子を口腔内に入れ、舌の中心部分と口腔底に触れる	水っぽくさらさらしている	粘性がある／ネバネバしている	唾液がみられない（乾燥している）
粘膜	視診	組織の状態を観察する	ピンク色で、潤いがある	発赤がある／被膜に覆われている（白みがかかっている）、潰瘍はない	潰瘍があり、出血を伴うこともある
歯肉	視診 舌圧子	舌圧子や綿棒の先端でやさしく組織を押す	ピンク色で、スティップリングがある（引き締まっている）	浮腫があり、発赤を伴うこともある	自然出血がある／押すと出血する
歯と義歯	視診	歯の状態、または義歯の接触部分を観察する	清潔で、残渣がない	部分的に歯垢や食物残渣がある（歯がある場合、歯間など）	歯肉辺縁や義歯接触部全体に歯垢や食物残渣がある

Eilers J, Berger AM, Petersen MC：Development, testing, and application of the oral assessment guide. Oncology nursing forum 1988；15（3）：325-330 より改変
村松真澄：Eilers 口腔アセスメントガイドと口腔ケアプロトコール．看護技術 2012；58（1）：13 より改変して転載

3 「コミュニケーション」は分解して考える

このような経験は、ありませんか？

> 人工呼吸器のアラームが鳴り、訪室すると、患者がやや興奮気味に何かを訴えている。一生懸命に口を動かしているけれど、読み取れない
> Yes/Noで答えられる質問をしてみたが、首を横に振って余計に興奮してきてしまい、パニックになって挿管チューブをつかんでしまう
> 危ないので、身体抑制し、鎮静薬を投与することとなった…

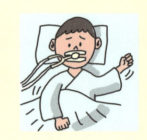

気持ちを伝えられない患者の苦痛も、思いを汲み取れない医療者のつらさも、よくわかります。コミュニケーションは、分解して考えると、解決の糸口が見えてきます。

■コミュニケーションは3つのプロセスに分かれる

患者は、考えや感情を、共通のシンボルである言語・非言語メッセージに変換（記号化）し、何らかの媒体（チャネル）を通してメッセージを送ります。

看護師は、受け取ったメッセージの意味を解釈（記号解読）します。解釈には、メッセージの内容（コンテンツ）と、これまでの背景（コンテクスト）が重要なのですが、コミュニケーションに影響を与える要素（ノイズ）に注意が必要です 図2 。

> **あわせて知りたい**
> よくいわれる「相互作用関係」は、お互いがメッセージの送り手にも受け手にもなることで形成されていきます。

■3つのプロセスの「どこに問題があるか」で対応は異なる

このように考えれば、コミュニケーションを改善する視点は、「患者が考えや感情を記号化できるか」「患者が記号化したメッセージを発信できるか」「医療者が受信した記号を解釈できるか」の3つだということがわかります。

①患者が考えや感情をうまく記号化できていない場合

この場合は、十分な鎮痛管理のもと、過鎮静を避け、状況を説明し、安心感を与えることが大切です。

図2 コミュニケーションのプロセス

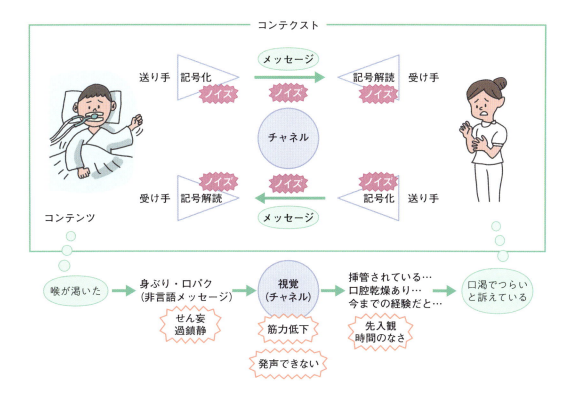

② 患者が記号化したメッセージをうまく発信できていない場合

【はい/いいえでのコミュニケーション】

気管挿管を行っている患者とのコミュニケーションは、圧倒的に、「はい/いいえ」で行われることが多いです。

非常に簡便で有効な方法ですが、医療者が想定した範囲のことしか聞けないのが難点です。聞く側が身体のことしか想定していなければ、社会的内容（仕事や家族など）に関するメッセージを受け取ることはできないのです。

【筆談】

社会的内容を聞くときは、筆談をしてもらいます。

筆談でのコミュニケーションを行うときは、患者の体を起こして、オーバーテーブルに肘をついてもらったうえで、紙とペンを提供しましょう。

 ここをチェック
「はい/いいえ」で行われるコミュニケーションは、抽象的な内容から具体的な内容に絞り込んでいくのがポイントです。

 注意
寝ながら紙に文字を書くのは意外と難しいので工夫が必要です。

【コミュニケーションボード】

筆談ができないときは、文字盤や基本的ニード、イラストなどで構成された**コミュニケーションボード**が有効な場合があります。

「コミュニケーションボードに伝えたい内容がない」場合には、患者が伝えてくれた内容をためておいてコミュニケーションボードに反映させたり、話し合いながらオリジナルのコミュニケーションボードを作成していったりするとよいでしょう。

【その他のツール】

頸部に押し当てて使う**電気喉頭**は、特に気管切開患者に有効です（気管挿管患者にも使えます）。電気喉頭は、声門のかわりに咽頭原音 →p.4 を作り出してくれるツールです。

> 気管切開患者の場合は、カフ付きスピーキング気切チューブを使用する方法もあります

これらの他にも、コミュニケーションに特化した携帯電話やiPadアプリもあります。あらゆる手段（チャネル）を駆使してコミュニケーションをとりましょう。

③ 医療者が受信した記号をうまく解釈できていない場合

先入観にとらわれず、患者とのかかわりの背景を理解し、チームで共有することが大切です。

（坂木孝輔）

文献

1. 高島尚美，村田洋章，西開地由美，他：12時間以上人工呼吸管理を受けたICU入室患者のストレス経験．日集中医誌 2017；24：399-405．
2. Chanques G, Nelson J, Puntillo K. Five patient symptoms that you should evaluate every day. *Intensive Care Med* 2015；41（7）：1347-1350．
3. Puntillo K, Arai SR, Cooper BA, et al. A randomized clinical trial of an intervention to relieve thirst and dry mouth in intensive care unit patients. *Intensive Care* Med 2014；40（9）：1295-1302．

ワンポイントアドバイス

人工呼吸器装着患者と不眠

　睡眠はノンレム睡眠（ステージ1〜4）とレム睡眠に分かれていて、それぞれを繰り返すことで睡眠サイクルを形成しています。なかでも、深い眠り（レム睡眠とノンレム睡眠のステージ3〜4）は、身体機能の回復や記憶の整理に必要で、睡眠時間のなかでも特に重要であると考えられています。

　気管挿管が行われている患者は、一見眠っているように見えても、脳波をつけてみると正常な睡眠サイクルがみられず、睡眠の質が低いといわれています[1]。眠れないことは、それ自体がストレスで、せん妄や妄想的記憶との関連も示唆されています。

　睡眠の質の改善に効果が示されている介入（睡眠促進バンドル）を図にまとめます。よくみると「どれも当たり前のことだなぁ」と思いますが、実際にはできていないこともあります。当たり前のことをバカにしないでちゃんと行うこと。これを徹底することが、患者さんの快適な睡眠につながります。

睡眠促進バンドル

騒音	●すべてのドアを閉じる ●23:00〜7:00の間は、モニター音を、を夜間モードにする ●23:00〜7:00の間は、すべての電話の音量を小さくする ●患者の寝室周辺で、臨床に関係のない話はしない ●RASS4以上のすべての患者に耳栓を提供する ●スタッフや訪問者は、静かに話す
光	●23:00〜7:00の間は、主要な照明を薄暗くする ●患者ケアの際は、ベッドサイドの照明を使用する ●RASS−4以上のすべての患者にアイマスクを提供する
患者ケア	●可能であればまとめてケア・処置を行う ●処置は、23:00前に終えるか、8:00以降に遅らせる ●8時間ごとに、時間・場所・日付に関する指導をする ●睡眠状況が悪化した場合や、CAM-ICUが陽性となった場合は、24時間以内に投薬の見直しを行う ●適切な鎮静目標を1日1回設定する（RASSに基づく） ●人工呼吸器装着患者は、鎮静を保つか、自発呼吸を試すか、毎日評価する ●毎時の痛みスコアと鎮痛を迅速に最適化する ●適切な時期に早期モビライゼーションを行う

Patel J, Baldwin J, Bunting P, et al. The effect of a multicomponent multidisciplinary bundle of interventions on sleep and delirium in medical and surgical intensive care patients. *Anaesthesia* 2014; 69: 540-549.

文献

1　Neubauer DN , Sleep problems in the elderly. *Am Fam Physician* 1999; 59（9）: 2551-2558.

教えて！ 換気が悪いときは、どう対応する？

■ もともと換気が悪い患者もいる

呼吸は呼吸筋や横隔膜の収縮と弛緩により、胸腔が引っ張られると肺が拡張し、胸腔が押されれば肺が収縮する仕組みです。

一回換気量は1回の呼吸で出入りする空気の量ですが、肺の拡張がうまくいかない（息をしっかり吸えない）際や、肺の収縮がうまくいかない（息をしっかり吐けない）際には、換気量が低下します。

COPDや気管支喘息などを抱える患者は閉塞性換気障害（息を吐く力が低下している）、肺線維症や胸郭の変形を伴う疾患を抱える患者は拘束性換気障害（息を吸う力が低下している）があります。閉塞性換気障害が進行した患者や結核後遺症の患者は、混合性換気障害（息を吸う力・吐く力ともに低下している）をきたし、換気量が低い状況です →p.171 。

■ 突然の換気の低下は、さまざまな原因で起こる

上記の既往歴がなく、人工呼吸管理となっている患者の換気量が、急に100mLほど低下した場合、何を想像するでしょうか？ 換気量の低下は、さまざまな原因によって生じます。

患者に直接的な影響（呼吸困難、酸素化の悪化など）がある場合は、早急な対処が必要です。急な変化が起きた際は、まずきっかけとなるイベントが直近でなかったか、患者の状況を細かく観察し対応していくことが大切です。

（河辺壮太）

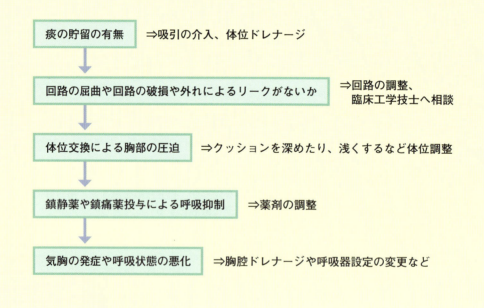

Part 4

ウィーニングから抜管までのケア

- どう進めればいい？ ▶ **ウィーニングの実際**
- どう進めればいい？ ▶ **抜管とその後の観察**
- 看護師は、どうかかわる？ ▶ **患者の記憶とその整理**
- こんなとき、どうなる？ ▶ **ウィーニングできないとき**

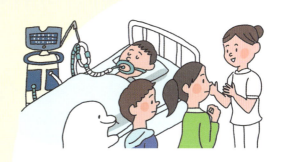

ウィーニングの実際

どう進めればいい?

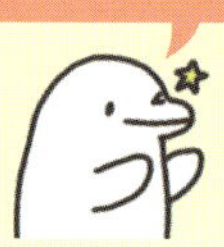

コレだけおさえよう!

- ウィーニングは人工呼吸器離脱までのプロセス。ウィーニングができたら抜管となる
- 人工呼吸器の設定を段階的に変更し、自発呼吸と十分な気道が確保できているか確認する
- ウィーニングの詳細な条件は施設によって異なるが、概略を理解しておけば応用がきく

1 ウィーニングは、人工呼吸器離脱に向けたプロセス

人工呼吸に至った根本的な原因が解決したら、ウィーニングスタートです。

ウィーニングとは英語で「乳離れ」を意味します。人工呼吸器離脱までの流れをおさえると理解しやすくなり

図1 離脱の流れとウィーニングのプロセス

離脱の流れ	鎮静からの離脱	人工呼吸器によるサポートからの離脱	人工気道からの離脱
ウィーニングの流れ	●鎮痛・鎮静薬の調整	●呼吸器の設定の変更 ●自発呼吸テスト（SBT）	●カフリークテスト ●コフピークテスト ●抜管
ナースが行うこと	●意識レベルの確認 ●コミュニケーションの工夫 ●苦痛の評価	●バイタルサイン、血液ガス、X線画像などの検査結果の確認 ●呼吸困難、努力呼吸の有無の確認 ●人工呼吸器の設定の確認	●気道の状態の確認 ●咳嗽、排痰の確認 ●抜管とその後の看護 →p.152 参照

ます 図1 。

■人工呼吸器による「サポートからの離脱の流れ」を理解する

人工呼吸器のデメリットを最少にするためには、早期離脱が求められます。

そのためには、まず「目の前の患者が、人工呼吸器のサポートをどの程度必要としているのか」「今、この患者は、抜管に向けてどの段階にいるのか」を知ることが大切です。

図2 は人工呼吸器装着患者が、退院までにどのような経過をたどるかを大まかに表したものです。

■人工呼吸器のサポートは「段階的に減らす」のが原則

人工呼吸器のモードは、患者の呼吸状態の回復をみながら、図3 [p.148] の流れに沿って変更していきます。

多くの場合、強制換気（A/C）→自発呼吸＋強制換気（SIMV）→自発呼吸（SPONT、CPAP）と段階的にサポートを減らしていくことになります。

ここをチェック

人工呼吸器によるサポートは、設定・モード 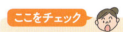 によって調整されています。これらがどのように変化していくのか、大まかな流れをおさえておきましょう。

図2 人工呼吸器離脱のステップ

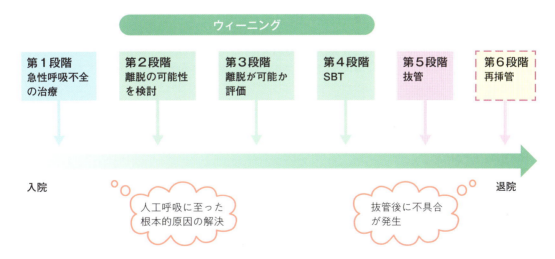

Boles JM, Bion J, Connors A, et al. Weaning from mechanical ventilation. *Eur Respir J.* 2007; 29（5）: 1033-1056.

図3 設定・モード調整の大まかな流れ

A/C

観察ポイント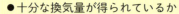
- 十分な換気量が得られているか
- 自発呼吸との同調性は良好か
- 呼吸回数の設定値と実測値に差がないか
  → 自発呼吸が多い：自発呼吸を温存したモードへ変更
  → 自発呼吸が少ない：設定換気回数を上げる

注意
　自発呼吸が少なければ、ウィーニングはできない（進められない）と考えられます。
　全身状態を維持するための適切な呼吸となるよう調整しながら、治療を平行して行います。全身状態が回復すれば呼吸も回復するので、SIMVに移行できるようになります。

↓

SIMV

観察ポイント
- A/CとSPONT両方の観察ポイントを押さえればOK！

注意
　移行期間なので呼吸状態が不安定なことに注意が必要です。
　換気が強制か自発か注意して観察し、強制換気が多ければA/Cへ戻す必要があります。

↓

SPONT、CPAP

観察ポイント
- 一回換気量が十分か
- 自発呼吸と人工呼吸が同調しているか（トリガー設定が患者の状態に合っているか）
- 呼吸回数は正常値内か（無呼吸や頻呼吸はないか）

注意
　鎮静薬・鎮痛薬・睡眠導入薬などが投与されていると、無呼吸を起こすことがあります。無呼吸アラームの設定を必ず確認します。

↓

SPONT、CPAPでPEEP・PSを徐々に下げる

↓

Tピース（人工呼吸器からの離脱）

観察ポイント
- 呼吸回数の異常はないか
- 努力呼吸はないか
- 呼吸困難はないか
- モニター上の変化（SpO₂、血圧など）はないか
- 苦痛様の表情はないか（冷汗、チアノーゼ）

注意
　Tピース（吹き流し）は、人工呼吸器を外して「酸素を吹き流しているだけの状態」です。

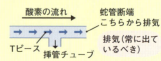

2 ウィーニングプロトコルは「離脱の流れ」を示すもの

　ウィーニングを人工呼吸管理に携わるスタッフが共有・実施できるように決めた約束事を**ウィーニングプロトコル**といいます 図4 。プロトコルを使用すると、人工呼吸器の離脱が早まることがわかっています。

　人工呼吸器離脱のために、看護師もプロトコルを知り、離脱のための**評価の視点**を持つことが大切です。

> **あわせて知りたい**
> 日本集中治療医学会、日本呼吸療法医学会、日本クリティカルケア看護学会による「人工呼吸器離脱に関する3学会合同プロトコル」も公表されています。(http://firestorage.jp/download/dl23d26fbeel592c2l3d4b7d80al6allad33led9)

図4 ウィーニングプロトコル（例）

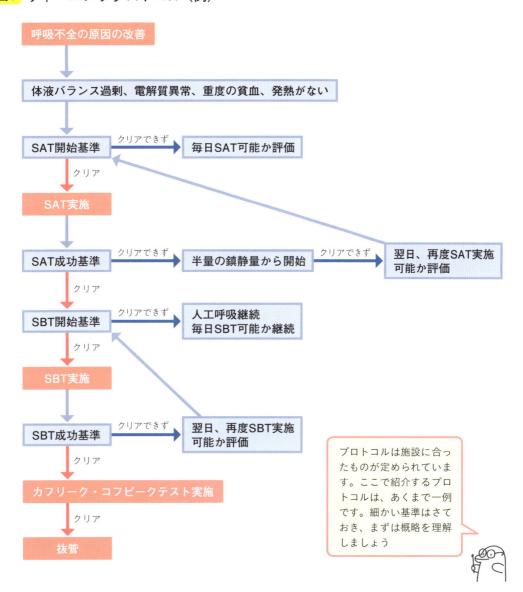

> プロトコルは施設に合ったものが定められています。ここで紹介するプロトコルは、あくまで一例です。細かい基準はさておき、まずは概略を理解しましょう

■人工呼吸器離脱の前には「安全に実施できるか」テストを行う

プロトコルの一例を示したのが 図4 です。人工呼吸器離脱のためには、いくつかテストを行って、安全を確保する必要があることを覚えておきましょう。

① SAT（覚醒トライアル）

SATは、鎮静薬を中断して、意識レベルを評価する方法です。さまざまな方法がありますが、**DIS**（1日1回鎮静を中断する方法）や、**sedation vacation**（セデーション バケーション）という鎮静法、**無鎮静**（鎮静薬を使わない方法）が代表的です 表1 。

施設ごとの決まりを確認し、安全に配慮しながら実施しましょう。

> **注意**
> 急に覚醒したことや薬剤の影響で、患者が混乱・せん妄状態にある可能性が高いため、計画外抜管などに注意し、安全を守ることが大切です。
> 覚醒がみられたら、患者が置かれている状況（人工呼吸器のチューブや点滴がつながっていること、病院にいることなど）をわかりやすく説明しましょう。

② SBT（自発呼吸トライアル）

SBTは「人工呼吸を外しても、自分で呼吸を保てるか」を評価する方法です。具体的な方法は以下の2つです。一般的に、30〜120分間行って、基準に照らし合わせて評価します。

① Tピースにする方法
② 人工呼吸器の設定を変更する方法
　→ PEEP 5 cmH$_2$Oのみ、またはPS 5〜7 cmH$_2$O + PEEP 5 cmH$_2$Oへ変更

> **注意**
> 人工呼吸器のサポートがない状況となるため、呼吸状態の変化（SpO$_2$、呼吸数、心拍数、努力呼吸やチアノーゼの有無など）に注意します。
> 変化があれば医師へ報告し、SBTの中断を検討します。

表1 SATの代表的な方法

DIS (daily interruption of sedation)	● 投与中の鎮静薬を1日1回中断し、必要性の判断や、そのときの意識レベルを評価する方法 ● 不要であれば、日中は覚醒させ、夜間の睡眠補助時のみ使用するなど、鎮静薬の使用を必要最小限に抑え、薬剤蓄積や耐性発現、せん妄予防に努める
sedation vacation （鎮静休暇）	● 施設のプロトコル基準に沿って、決められた期間や間隔で休薬期間を設ける方法

文献
1　Boles JM, Bion J, Connors A, et al. Weaning from mechanical ventilation. *Eur Respir J* 2007；29（5）：1033-1056.
2　竹内広幸，讃井將満：特集 呼吸器離脱 3. 抜管のすべて Part 1：抜管総論．インテンシヴィスト 2012；4：677-686.

③ カフリーク・コフピークテスト

最後に行うのが「気道を自力で維持できるか」を確認するカフリーク・コフピークテストです。

カフリークテストでは「十分な気道があるか」をチェックします。挿管チューブのカフエアーを抜いてみて、空気の通り道はしっかり開通しているか、狭くないかを評価します 表2 [2]。

コフピークテストでは「気道内分泌物」をチェックします。せっかく抜管したのに痰詰まりを起こして再挿管とならないように、しっかり痰が出せるのか（咳嗽の強さ、咳嗽反射 表3 ）、痰の量を評価して医師に伝えましょう。反射については普段の観察・ケア（意識レベルと吸引時の咳嗽があるかなど）から評価することになるので、看護師が医師へ伝えられることも多くなります。

＊

ここまでやってはじめて、抜管へと安全に進むことができます。

（川澄大祐）

> **注意**
> 挿管チューブの圧迫によって気道がむくむことがあります（**喉頭浮腫**）。挿管チューブで確保されていた気道が、抜管後の喉頭浮腫→気道狭窄とならないように注意して評価しましょう。

> **ここをチェック**
> 分泌物を排出するためには、咳嗽のための筋力と反射が必要です。

表2 カフリークテスト

質的評価	●カフをしぼませて、リーク音（声漏れ）が聴こえるか評価する ●必要であれば頸部聴診を行う
量的評価	●呼吸器をつけた状態で、カフをしぼませて、吸気一回換気量と呼気一回換気量の差（リーク量）を調べる ●リーク量が110mL以下もしくは吸気一回換気量の12～24％未満は、咽頭浮腫のリスクが高い可能性がある

竹内広幸, 讃井將満：抜管総論. インテンシヴィスト 2012；4：677-686 より引用

表3 咳反射の評価（コフピークテストの１つ）

white card test（WCT）	●挿管チューブ末端から１～２cm離れたところに白いカードを置き、患者に咳をさせ、分泌物が付着するかを観察する →分泌物の量と咳の強さを評価
cough peak expiratory flow（CPF）	●電子フローメーターにて咳時の呼気ピークフロー値を計測する →60L/分以上あればクリア

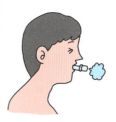

抜管とその後の観察

 コレだけおさえよう!

- ウィーニング完了＝抜管実施とはならないことを理解する
- 抜管後72時間以内は、合併症による再挿管のリスクが高いことを理解する
- NPPVやNFNCについても、メリット・デメリットを理解しておく

1 抜管を進めるときは、再挿管のリスクを念頭に置く

　抜管に携わるとき「どういった流れで抜管を行うのだろう？」「うまくいかなかったらどうしよう…」といった思いを、誰しもが抱くと思います。何度も抜管の介助に携わってきた看護師でも、再挿管となってしまうケースに遭遇することは少なくありません。

　ここでは、再挿管になった際もスムーズに対応できるよう、抜管の流れを理解しましょう。

■抜管の目的をおろそかにしない

　改めて、抜管を行う目的を整理しておきましょう。

　人工呼吸器の装着（気管挿管）は、治療上、非常に重要です。しかし、病状が改善してくると、人工呼吸器を装着する意義が薄れてきます。

　不必要なものを挿入し続けることは、患者にとって不要な苦痛や合併症につながります。ケア度も高まるため、医療者にとっての身体的・精神的に負担となる可能性があります。

　そのため、適切なタイミングをウィーニングで評価し、早期に離脱（抜管）することが大切です。

> **ここをチェック**
> 抜管の目的は、以下の3つです。
> - 患者にとっての苦痛を最小限とすること
> - 人工呼吸器関連肺損傷（VILI/VALI）の予防
> - 人工呼吸器関連肺炎（VAP）の予防

■抜管の基準は「ウィーニング完了」だけではない

　抜管の基準は、ウィーニングが完了していることはもちろんですが、①咳嗽が十分に強く分泌物が多量でない、②意識レベルがはっきりしており従命動作ができ

る、③エアウェイが確保されている、が挙げられます。
　これらが達成されているか、次のように観察すると効果的です。

① 咳嗽が十分に強く、分泌物が多量でない

　多量の痰（2時間未満で吸引が必要）があり、気管吸引時のむせこみが弱い場合などは、抜管後に自己喀痰が難しく、痰詰まりを引き起こす可能性があります。
　カフ上吸引で多くの痰が引ける場合は、誤嚥のリスクが高いため、抜管後に誤嚥を起こし、肺炎を併発する可能性も高いです。
　コフピークテストを実施したり、看護師の評価をしっかり医師に伝え、抜管してよいのか、気管切開がよいのかなど、患者にとっての最善をイメージしながら行動していく必要があります。

> **注意**
> 誤嚥のリスクが高い場合、抜管後に再挿管や気管切開を検討する必要も出てきます。

② 意識レベルがはっきりしており、従命動作ができる

　鎮静薬などが投与されており、傾眠傾向だった患者にはGCSやRASSを用いて意識レベルを評価します。
　抜管時の意識レベルが低いと、自己喀痰ができないだけでなく、舌根沈下・無呼吸となり、再挿管につながる可能性もあります。

> **ここをチェック**
> 抜管時の意識レベルは、脳神経疾患の患者もいるため、必ずしもクリアである必要はありません。

③ エアウェイが確保されている

　意識レベル低下に伴う舌根沈下だけでなく、咽頭声帯部分がむくみ、上気道狭窄を起こしている場合にも、抜管後に再挿管となる可能性が高いです 表1 。

> **注意**
> 咽頭声帯部分の浮腫は、緊急挿管や挿管困難で気管内が傷ついていたり、長期の挿管管理、高いカフ内圧、気道熱傷や自己抜管、水分出納バランスがプラスに傾いている場合などに生じます。

表1 再挿管のリスク因子

超高リスク群	以下の危険因子が1つでもある場合 ● 上気道部手術の術後　● 頸部の血腫：術後　● 反回神経麻痺の可能性 ● 開口困難　● 頸椎術後　● 挿管困難の既往 ● カフリークテスト陽性　など
高リスク群	以下の危険因子が2つ以上ある ● 十分な咳嗽反射なし　● 気管吸引≧2時間に1回　● 頻回な口腔吸引 ● SBT失敗≧3回　● 慢性呼吸不全（COPDなど）　● 低栄養 ● 水分過多　など

日本集中治療医学会，日本呼吸療法医学会，日本クリティカルケア看護学会編：人工呼吸器離脱に関する3学会合同プロトコル．https://www.jaccn.jp/guide/pdf/proto2.pdf（2019.11.5 アクセス）より一部改変のうえ転載．

Part 4 ウィーニングから抜管までのケア

上気道狭窄が起きていないか確認するためにも、カフリークテストを行い、必要時ステロイドを投与します。

気管挿管時の情報（気管挿管のしやすさ、気管の構造上の問題はなかったかなど）を把握しておくことも重要です。

> モニターを医師に見えるように配置することが大切です

■抜管時には「再挿管のリスク」を考慮して準備を進める

抜管を行う際には、①抜管時に必要となる物品の準

図1 抜管の準備

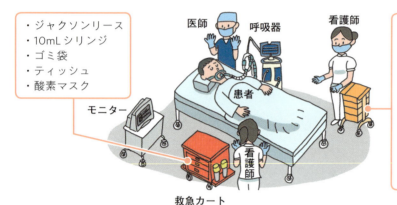

- ジャクソンリース
- 10mLシリンジ
- ゴミ袋
- ティッシュ
- 酸素マスク

- 挿管チューブ（同サイズと1サイズ小さいもの）
- スタイレット
- 咽頭鏡　・ブレード
- キシロカインゼリー
- キシロカインスプレー
- 10mLシリンジ
- カフ圧計
- 固定用テープ　・薬剤
- バッグバルブマスク

表2 抜管の流れ

	患者側看護師	モニター側看護師
抜管前	●患者周囲の環境を整える（抜管用物品の準備、患者をベッド頭側へ移動するなど） ●再挿管に備え、挿管時の記録（挿管のしやすさ・エアウェイにおける浮腫の有無や構造上の問題など）の振り返りをする	●救急カートや再挿管時の準備、モニターを医師が見える位置に調整する ●再挿管セットは救急カートの上に出しておく
抜管直前 （医師の到着後）	●患者にこれから抜管することを伝える ●抜管時の気管内への垂れ込みを防ぐため、吸引を行う	●モニターに注目しながら、記録をする
抜管 （医師が回路を外す）	●抜管後すぐに口腔内の吸引または自己喀痰をティッシュで促す ●酸素マスクを装着する ●医師または看護師により呼吸音の聴取・胸郭の挙がり具合や呼吸様式・嗄声の有無などを確認する	●モニターで呼吸状態・循環動態の観察を行い、記録する 施設によっては、医師の指示のもと、看護師が「カフエアを抜く」「固定チューブを外す」こともあります
抜管直後	●再度、医師とともに呼吸状態を観察 ●動脈血ガス分析の結果とともに、呼吸状態に応じた酸素投与量・方法を調整していく	

備、②抜管後の患者周囲の準備、③再挿管になった際の準備が必要となります 図1 。

抜管は、多くの場合、医師が行います（自発呼吸などの状態を確認し、10mLシリンジでカフの空気を抜く）が、2人の看護師が介助につきます 表2 。

2 抜管後は呼吸状態の観察・介入を行う（再挿管の判断）

抜管時の全体的な流れを理解したところで、次は、抜管直後の呼吸状態の観察と再挿管の判断・介入について説明していきます。

抜管に携わる者には「再挿管になっても対応できる」ことが求められます。しっかりとイメージできるようにしましょう。

■ 呼吸状態の観察：危険な状態にいち早く気づくことが大切

なぜ呼吸状態の観察を行う必要があるのでしょうか？
それは、抜管直後は合併症リスクが高く、再挿管となる可能性があるためです。抜管失敗による再挿管は、肺炎などの合併症や死亡率の上昇と関連するとされています。

具体的な合併症 表3 や再挿管の必要性に、すぐに気づけるかが大切です。特に以下の観察項目に注意が必要です。

> **注意**
> 抜管失敗と評価されるのは、「抜管後24～72時間までに再挿管を必要とする」とき[1]です。全抜管患者の2～25％に発生します。

表3 抜管直後の合併症

合併症	原因
急性上気道狭窄	挿管チューブ抜去に伴う刺激での咽頭・気管支けいれん、咽頭声帯浮腫、舌根沈下
ガス交換障害	換気補助介助、自己排痰困難
循環動態の変調	挿管チューブ抜去に伴う交感神経反射
誤嚥	挿管チューブ抜去に伴う刺激
嗄声・咽頭痛	挿管チューブ抜去に伴う反回神経刺激や声帯浮腫

① 自発呼吸の呼吸様式（呼吸回数・SpO_2・呼吸音など）

抜管して人工呼吸器を離脱したら、まず、患者の呼吸様式、SpO_2・呼吸回数の推移、呼吸音を確認します。

覚醒不良に伴い、無呼吸の時間が長く換気が行えていない場合や、肺へのエア入りが悪く呼吸回数の増加やSpO_2の低下がある場合、呼吸様式が明らかに努力呼吸となる場合があります。

> **注意**
> 一見呼吸をしていても、頻呼吸が続くような状況では呼吸筋疲労を起こし、換気が行えなくなることに注意が必要です。

② 上気道狭窄の有無

「抜管前にも確認しているのになぜ？」と思うかもしれません。しかし、上気道狭窄は、抜管時の刺激によって抜管後に生じる可能性があるため、確認が必要なのです。

上気道狭窄が起こった場合、呼吸はしていてもエア入りが悪く、最悪の場合、再挿管すら困難になってしまうため、抜管後には、気道狭窄音の有無を聴診で確認してください。

覚醒不十分での抜管は、咽頭けいれん発生のリスクが高く、嚥下や反射機能が低下し、気道閉塞や誤嚥のリスクも高まります。

> **ここをチェック**
> 抜管後の咽頭浮腫は、抜管後30分以内に出現するとされています。呼吸状態の十分な確認が必要です。

> **あわせて知りたい**
> 再挿管リスクが高い場合には、チューブエクスチェンジャー（ブジー）→p.107 を留置して抜管することもあるので、医師と相談します。

■再挿管すべきか、他の方法をとるか、の判断

① 再挿管になる場合

再挿管の判断は、上記の観察項目とともに、動脈血液ガス検査の結果などと併せて判断します。

再挿管となる場合、準備する物品は、気管挿管時とほぼ同様です。ただし、咽頭浮腫などを懸念し、1サイズ小さい挿管チューブを用意しておくことが大切なポイントです。

再挿管で大事なことは、まず人手を集めることです。人手を集めながら、バッグバルブマスク換気を行い、挿管時と同様の準備を進めていきます。慌てず、声を掛け合いながら再挿管の介助を行っていきましょう。

> **注意**
> 気道狭窄音などが聴取される場合は「すぐ再挿管！」となりますが、呼吸筋疲労は、抜管後しばらくしてから著明となる場合が多いため、抜管直後に「呼吸は大丈夫そう」と安心するのは危険です。
> こまめに患者の観察を行い、状況に応じて対応しましょう。

② NPPV（非侵襲的陽圧換気）

SBT（自発呼吸トライアル）を行ったもののCO_2貯留によって失敗した患者や、COPD[*1]や水分過多によって

高PEEPを使用する患者は、再挿管リスクが高いため、抜管後にNPPV*2を導入することがあります。

NPPVは、侵襲的な手技（挿管チューブや気管切開など）を用いず、マスクやヘルメットを用いて行う陽圧換気です。

非常に高圧で酸素投与を行うため、患者の不快感が強く、鎮静薬を併用すると効果的なことが多いです。

NPPVで改善しない場合、再挿管となる可能性が高いため、適応・禁忌を意識して管理しましょう 表4 。また、

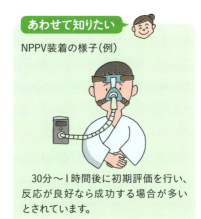

あわせて知りたい
NPPV装着の様子（例）

30分～1時間後に初期評価を行い、反応が良好なら成功する場合が多いとされています。

表4 NPPVの適応と禁忌、メリットとデメリット

適応	禁忌
● 循環動態が安定していて48～72時間以内に呼吸状態の改善が見込まれる ● NPPVに協力的である ● 気道分泌物のコントロールが可能	● 循環動態が著しく不安定 ● 痰が多く自己喀痰が難しい ● 消化管出血やイレウスで嘔吐のリスクが高い ● ドレナージを実施していない気胸
メリット	デメリット
● on/offの切り替えが容易 ● 患者のADLを上げやすい ● 原則として意識のある患者が対象 ● 喉頭機能が温存されるのでVAP発生が少ない	● 排痰に苦渋する可能性がある ● 気道は確保されない ● 胃の膨張が起こりやすい

表5 NPPVでよく使われる設定とその内容

CPAPモード	● I型呼吸不全に有効 ● 吸気・呼気を通じて一定の陽圧をかけ、膨らみにくい病的肺を広げる ● 人工呼吸器におけるPEEPと同様の効果が期待できる 圧／時間
S/Tモード	● II型呼吸不全に有効 ● 吸気時：自発呼吸があれば患者の吸気に合わせて、自発呼吸がなければ設定したタイミングで送気して換気を補助する ● 呼気時：圧力をかけ続けて肺を広げておく（CPAPと同様の効果が期待できる） 圧／自発呼吸がある場合　自発呼吸がない場合／時間

＊1　COPD（chronic obstructive pulmonary disease）：慢性閉塞性肺疾患
＊2　NPPV（non-invasive positive pressure ventilation）：非侵襲的陽圧換気

自己喀痰を定期的に行えない場合、かなりの確率で痰詰まりを起こしてしまうことに注意が必要です。

なお、機種によって異なりますが、マスクは適切なリーク量を保てる程度の圧着で、皮膚トラブルにならないよう被膜材を必要時使用しましょう。

NPPVでよく使われる設定を表5にまとめます。

③ HFNC（高流量鼻カニュラ酸素療法）

抜管後の呼吸不全リスクが高く、高濃度・高流量の酸素投与を行っても二酸化炭素貯留のリスクがない患者には、再挿管予防のために、HFNCを導入することがあります。

HFNCは、加温加湿された、高流量の高い吸入酸素濃度（F_IO_2）を、鼻カニュラを用いて投与する方法です 表6。

加温加湿が不十分だと、気管支収縮反応や気道抵抗の上昇が起こるため、高流量ではより十分な加温加湿が必要です。

固定用バンドの圧迫による皮膚トラブルを予防するため、被膜材を使用しましょう。

呼吸数・酸素化・換気量が不足していたり、呼吸困難感の改善が見られない、もしくは悪化がみられる場合、流量、F_IO_2の設定の変更や、NPPVまたは再挿管への変更を検討しましょう。

（河辺壮太）

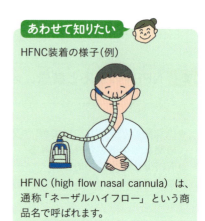

あわせて知りたい

HFNC装着の様子（例）

HFNC (high flow nasal cannula) は、通称「ネーザルハイフロー」という商品名で呼ばれます。

表6 HFNCのメリットとデメリット

メリット	デメリット
●厳密な吸入酸素濃度を維持できる ●口を閉じればPEEPをかけられる ●NPPVに比べ痰の喀出が容易 ●食事や会話ができ、ADLへの障害が少ない	●高流量であり、患者にとって不快 ●高PEEPが必要な場合、口呼吸の患者は維持することが難しい

文献

1　Menon N, Joffe AM, Deem S, et al. Occurrence and Complications of Tracheal Reintubation in Critically Ill Adults. *Respiratory Care* 2012; 57 (10): 1555-1563.

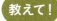 酸素化が悪いときは、どう対応する？

■ もともと酸素化が悪い患者もいる

　「酸素化が悪い」というと、みなさんは「SpO₂が90％前半、あるいは90％を切る状態」を想像すると思います。

　しかし、酸素化を判断するときは、**呼吸困難の有無**や、**CO_2値**など、多くの情報を取り入れながら考えていく必要があります。

　例えば、在宅でHOTを導入している患者が救急で搬送されてきた際「SpO₂が91％ほどだから酸素を3L/分で投与。SpO₂が96％まで上昇したからひと安心」という考えはよくありません。その患者がCOPDだったら、過剰な酸素投与はCO_2ナルコーシスを引き起こす可能性もあります。必ずその人にとってのベストな酸素化を考慮する必要があります。

　酸素化の悪化はケースバイケースですが、待てば自然と回復することは決してありません。早急な改善が必要であるため、一人で解決できない場合は、すぐに周囲の人に相談し、対応していきましょう。

（河辺壮太）

酸素化が悪い患者への対応の流れ

既往にCOPDや気管支喘息などの換気障害があるか
⇒（あり）CO_2貯留に気を付けた微流量計を用いた少量の酸素投与設定から
⇒（なし）呼吸苦の確認をしながらナザールやマスクでの酸素投与の開始

↓

ナザールやマスクでの酸素投与を開始してから、酸素必要量は増加したか
⇒（増加した）原因探索を行いながら、原因治療／適切な酸素投与量の設定
⇒（増加しない）酸素流量の維持

↓

マスクでの酸素投与量が5L/mを超える
⇒HFNCやNPPVを導入するか医師と相談
　（PEEP・PSが必要な状況か、高いF_iO_2が必要か）

↓

HFNC・NPPVの適応を超える酸素投入量が必要
⇒気管挿管の実施

↓

挿管している際に酸素化が悪化
⇒痰詰まり：吸引・体位交換・気管支鏡での検査
⇒疾患による高PEEP・PSが必要な状況：呼吸器設定の変更
⇒重症肺障害による呼吸不全：PCPSの導入

患者の記憶とその整理

看護師は、どうかかわる？

 コレだけおさえよう！

- 8割の患者が、人工呼吸器装着中の何らかの記憶をもっている
- 快・不快の記憶だけでなく、妄想的記憶をもっている患者も少なくない
- 妄想的な記憶は、患者の長期予後に悪影響を及ぼすため、フォローアップが必要となる

1 人工呼吸器装着患者の記憶は3種類に分けられる

人工呼吸器装着中の記憶を覚えている患者は、どのくらいいるのでしょうか？

筆者は、患者が抜管して落ち着いたころや、ICU退室後の患者をラウンドするときなどに「挿管中にどんな体験をしていたか」を聞くようにしています。

つらかったことを語ってくれる患者や、感謝の言葉をかけてくれる患者もいますが、思いもよらぬことを考えていたと話してくれる患者もいます。聞いてみなければわからないことばかりです。

> **あわせて知りたい**
>
> 筆者がいちばん驚いたのは、人工呼吸器管理が1週間以上続いた患者の体験談です。その患者は、挿管中に10年以上前に被害にあったオヤジ狩りのことを思い出して「あいつらは絶対許せないって思ったら、死んでも死に切れないと思ってね」と、憤慨して生きる力に変えていたようです。

■「不快な記憶」と「快の記憶」は対になっていることが多い

人工呼吸器装着患者の約8割は、装着時の何らかの記憶をもっている[1]とされています。

ある研究[2]によると、人工呼吸器装着中の記憶がある患者は、みな不快な記憶をもっており、そのうち6割は対称的な快の記憶をもっている、といわれています 表1 。

クリティカルな状況では、生命を優先するあまり、医療者が、患者を人間的に見られない状況になりやすいといわれています。患者の記憶を聞くだけでも、私たち看護師が患者のためにできることが多いことを感じます。

表1 患者の抱える「快の記憶」と「不快の記憶」（例）

不快の記憶	快の記憶
私の口は砂漠のようだった。喉が渇いていた…。それは私の心の中の唯一のものだった。覚えているすべてのなかで、最も不快なものだった	彼らが私に氷の小片を与えてくれたとき…あぁ、素晴らしかった
なぜ私に起こったのか？　これから何が私に起こるのか？　私は生きるのか死ぬのか？	私は看護師の1人を覚えている。手を握り、やさしく話してくれた。それはすばらしく、心地よかった。本当に素敵な思い出だ
私は皮肉や悪意のある言葉を聞いた。彼らは私的なことについて多く話していた。彼らは私を少しも気にしなかった。あぁ、そのために寝ることができなかった	賢く有能なスタッフ。すばらしい。彼らは不快感を和らげた。彼らがいなければ私はおかしくなっていた

Samuelson KA. Unpleasant and pleasant memories of intensive care in adult mechanically ventilated patients- findings from 250 interviews. *Intensive Crit Care Nurs* 2011; 27（2）: 76-84.

■事実と異なる「妄想的な記憶」をもつ患者もいる

事実と異なることを記憶している患者もいます。「船に揺られてさまよい続けた」「周囲をたくさんの人に囲まれて連れ去られそうになった」「夜中も工事の音が鳴り止まず…、男の悲鳴も聞こえた」などといった事実と異なる記憶を妄想的記憶といいます。

2 妄想的記憶は、退院後も患者を苦しめる

挿管患者の妄想的記憶は、決してまれなものではなく、臨床で遭遇することも少なくありません。

近年、妄想的記憶は、忘れにくく、長期に患者を苦しめることがわかってきました。妄想的記憶によって、患者は退院後、不安やうつ、PTSD*に悩まされ、仕事に復帰できずに生活の質が低下するといわれています。

私たち看護師が、妄想的記憶に対してできることは、挿管中の認知機能への働きかけと、抜管後のフォローアップの2つに大別されます。

ここをチェック

妄想的記憶の定義を示します。
①ICU滞在中に経験した悪夢や幻覚
②今から考えると間違っていた（現実には起っていなかった）と気づいたICU滞在中の記憶や考え
③様子を知っている家族やICUスタッフと共有できないICU滞在中のできごとに関する記憶や考え

---

*　PTSD（post traumatic stress disorder）：心的外傷後ストレス障害

■ 挿管中 「適切な記憶の構築」には認知機能への働きかけが重要

記憶を適切に構築するためには、ABCDEFバンドル →p.118 の遵守、睡眠の質を上げること、鏡などを活用し積極的にコミュニケーションをとって認知機能に働きかけることが重要です。

> 家族との面会調整や、ベッドサイドに写真を飾ることは、認知機能への働きかけとなります

■ 抜管後 「記憶の再構築」にはフォローアップが重要

記憶の再構築には、患者が落ち着いた後、患者が体験を語れる機会を提供し、フォローアップしていくことが重要です。

思いを表出してもらい、受け止め、記憶のピースを埋めて再構築を援助することが大切です 表2 。

大切なのは、「何が事実か」ではなく、「患者が何を体験したか」です。

私たち看護師は、不快な記憶が長期に患者を苦しめることを理解し、患者自身の対処する力を引き出す援助をしていくことが重要です。

（坂木孝輔）

> **あわせて知りたい**
>
> クリティカルケア領域では、近年、ICU滞在中の様子を、医療者が日記に記入し、回復した後で患者と共有する方法（ICUダイアリー）も注目されています。
>
> ICUダイアリーは、ICUから病棟に戻ったときだけでなく、退院後に入院中の記憶を整理する際にも有用と考えられます。

表2 記憶のピースを埋める（例）

患者の記憶	実際に起こったこと
船に揺られてさまよい続けた	褥瘡予防のためエアベッドを使用していて、圧の切替えがあった
周囲をたくさんの人に囲まれて連れ去られそうになった	教授回診で、ベッドサイドに多くの医療者が診察に来た
夜中も工事の音が鳴り止まず…、男の悲鳴も聞こえた	滅菌用の洗浄ウォッシャーに近いベッドだった。急患で入院となった外傷患者が、声をあげて痛がっていた

文献

1. Samuelson KA, Lundberg D, Fridlund B. Memory in relation to depth of sedation in adult mechanically ventilated ontensive care patients. *intensive care med* 2016; 32 (5)：660-667.
2. Samuelson KA. Unpleasant and pleasant memories of intensive care in adult mechanically ventilated patients-findings from 250 interviews. *Intensive Crit Care Nurs* 2011; 27 (2)：76-84.
3. 坂木孝輔，内野滋彦，宮城久仁子：ICU入室患者の記憶 —予後に与える影響と妄想的記憶に対する介入. 日集中医誌 2019；26(4)：241-248.

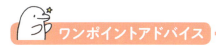
ワンポイントアドバイス

ICU メモリーツール

記憶を測定するツールとして、2000年に開発されたのが **ICU メモリーツール** です。このツールは、事実の記憶、感情の記憶、妄想的記憶を測定でき、多くの研究で用いられています。

	あてはまるものに○をつけてください
1	病院に入院したときのことを覚えていますか？ 　はっきり覚えている　　　ぼんやりと覚えている　　　まったく覚えていない
2	病院に来てから ICU に入室するまでのことを思い出せますか？ 　すべて思い出せる　　　いくらか思い出せる　　　まったく思い出せない
3	ICU にいたことを少しでも覚えていますか？　　　　　　　　　　はい / いいえ
4 a	ICU でのできごとをはっきりと覚えていますか？　　　　　　　　はい / いいえ
4 b	どんなことを覚えていますか？（覚えていることに○をつけてください；複数回答可） 家族*　顔*　暗闇*　混乱した感じ+　幻覚++　アラーム音*　呼吸のチューブ*　時計* 気分の落ち込み+　悪夢++　声*　痰の吸引*　鼻の管*　不安や恐怖+　夢++　光*　不快感+ 医師の回診*　危害を加えられるような感覚++　混乱*　痛み+
4 c	4 b で「危害を加えられるような感覚」があったと答えた方にお聞きします。差し支えなければそのとき感じたことを下欄にお書きください
4 d	4 b で ICU にいたときに「悪夢」や「幻覚」があったと答えた方にお聞きします。差し支えなければそのときのことを下欄にお書きください
5	ICU から一般病棟に移ったときのことを覚えていますか？ 　はっきり覚えている　　　ぼんやりと覚えている　　　まったく覚えていない
6	説明できないような混乱や不安におそわれたことはありますか？　　はい / いいえ
6 a	6 で「はい」を選択した方にお聞きします。混乱や不安におそわれたのは、どのようなときですか？
7	入院中のことや入院に至るときのことを急に思い出すことはありますか？ 　　　　　　　　　　　　　　　　　　　　　　　　　　　　　　　　はい / いいえ
7 a	7 で「はい」を選択した方にお聞きします。このようなことを急に思い出すのはどのようなときですか？
7 b	7 で「はい」を選択した方にお聞きします。それはどのような内容でしたか？（例：鼻の管、ぞっとするような悪夢）
8	ICU にいた時の事をだれかと話しましたか？（覚えていることに○をつけてください；複数回答可） 　・家族　・友人　・病棟の主治医　・病棟の看護師　・かかりつけ医

*事実の記憶（0〜11の範囲）　　+感情の記憶（0〜6）
++妄想的記憶　4 c, 4 d で看護師や医師に殺されそうになった記載があれば1を足す（0〜6）

Jones C, Humphris G, Griffiths RD. Preliminary validation of the ICUM tool: a tool for assessing memory of the intensive care experience. *Clin Int Care* 2000；11：251-255.

Part 4 ウィーニングから抜管までのケア

こんなとき、どうなる？

ウィーニングできないとき

コレだけおさえよう！

- 3週間以内の病態改善が見込めなければ、早めに気管切開を検討する
- 気管切開するかどうかは、患者・家族・医療者のチームで検討する
- 気管切開実施後は出血に注意し、退院後の生活も念頭に置きながら各種準備を進める

1 長期人工呼吸が予測されたら「気管切開」を検討する

ウィーニングを試みているけれど「ウィーニングに時間がかかりそう」「ウィーニングができないかもしれない」と判断された場合には、**気管切開**（気切）を行うことがあります。

ウィーニングができない患者全員に気管切開を行うわけではありません。

■病態改善に3週間以上かかりそうな場合は早めに気管切開を検討

経口挿管管理の限度は、3週間がめやすですが、気管切開を行うのはなるべく早いほうがよいとされています。

なぜなら気管切開にすることで、人工呼吸器との**同調性**が上がるためウィーニングしやすくなる、患者の**快適性**が上がる、チューブによる危険が減って**ADLが拡大**するなど、さまざまな利点があるためです 表1 。

そのため、病態の改善に3週間以上かかりそうな場合には、早い時期に気管切開を検討し、実施します。

 ここをチェック

長期人工呼吸が予測されるのは、主に以下の場合です。
- 喉の機能の問題：意識障害や神経疾患・反回神経麻痺などにより、咽喉頭に機能不全が生じている場合（痰が喀出できない、誤嚥してしまう、など）
- 肺の問題：肺炎、胸水貯留など

■気管切開の方法は「外科的切開」「経皮的穿刺」の2種類

気管切開には「耳鼻科医が、手術室で、外科的に切開して行う」方法と、「集中治療医が、ICUで、経皮的に穿刺して行う」方法の2種類があります。

気管切開による主な合併症を 表2 に示します。特に

 緊急気管切開は、経皮的に穿刺して行う方法です

表1 気管切開のメリット

- 人工呼吸器からのウィーニングが早くなる
  → 経口挿管よりも、呼吸仕事量の減少、患者の快適性、人工呼吸器との同調性がよい
- 患者にとって快適性が上がる
  → 口腔から咽頭にかけての違和感がなくなる
  → 口が自由になるので、口パクでコミュニケーションが図れる
  → 口腔内の清潔を保持しやすい
  → 挿管チューブによる口腔内・口唇の潰瘍形成が生じない
- 鎮静薬が不要もしくは最小限にできる
  → リハビリテーションがより進みやすく、ADLが拡大する
- チューブを管理しやすく安全である

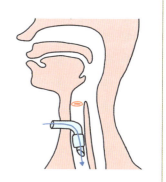

表2 気管切開による主な合併症

術直後	術後数日以降
● 出血 ● 気管切開部の感染 ● 低酸素血症 ● 気胸 ● 皮下気腫	● 分泌物による気管切開チューブの閉塞 ● 皮下組織への迷入 　→ 気管切開チューブの計画外抜去での再挿入時の誤挿入 ● 不良肉芽 ● 潰瘍・瘻孔形成、 　→ 気管切開チューブが気管壁にあたることで生じる

注意が必要なのは、出血です。

　術当日は、気切孔からの出血に注意します。凝固異常がある患者の場合は、特に注意が必要です。気管切開チューブと皮膚の間に挟んだY字ガーゼへの染み出しが多い場合は、医師へ報告し、診察してもらいましょう。

　出血が、気管内に垂れ込む場合もあるので、吸引による痰の性状にも注意します。

　術後数日間は感染徴候に注意し、熱型、気切孔周囲の皮膚の観察、検査データの推移を見ていきます。

■気管切開後は、換気不良や計画外抜去に注意してADL拡大を図る

　気管切開後は、患者の快適性が上がるため、患者ができることも増えます。患者自身による歯磨きや含嗽、より積極的なリハビリテーションなど、患者とともに目標を立てながらADLの拡大を図っていきます。

　日々の管理のポイントを以下にまとめます。

① 換気不良を起こさないよう、定期的に内筒を洗浄する

気管切開チューブには、外筒と内筒があります。内筒に痰などの分泌物がこびりつくと、人工呼吸器からの換気不良が生じます。患者の痰の量や粘稠度にもよりますが、定期的に内筒を外し洗浄して分泌物を除去する必要があります 図1 。

そのため、交換用の内筒をベッドサイドに置いておく必要があります。

> **注意**
> 内筒を洗浄するタイミングは「各勤務で1回」もしくは「1日3回の口腔ケア時」がめやすです。
> 換気不良が生じた場合は、内筒が分泌物で閉塞している可能性を考え、まず内筒を交換してみましょう。

② 計画外抜去に注意しながらガーゼ交換を行う

気管切開後しばらくの間は、出血や痰・唾液などの分泌物による汚染を防ぐため、気切孔にYガーゼを挟んでいます。Yガーゼは、汚染状況に合わせて適宜交換し、気切孔周囲の状態を観察します 図2 。

Yガーゼ交換時、カニューレの固定バンドを外したり、気管切開チューブが動く刺激で患者がムセ込んだりする場合があるため、気管切開チューブの計画外抜去には十分注意しましょう。

> **あわせて知りたい**
> ベッドサイドに、日々の交換用の内筒、同じサイズの気管切開チューブ（計画外抜管時に使用）、吸引物品（吸引チューブ、カフ用ピストン、カフ圧計）を準備しておきましょう。

③ 計画外抜去時の対応は「自発呼吸の有無」「上気道狭窄の有無」で異なる

計画外抜去を発見したら、まず、人を呼びます。

医師が到着するまでの間、上気道に問題がない場合は、気管切開孔をガーゼなどでおさえて口から換気を行います。

上気道に問題がある場合（口腔・咽頭・喉頭のいずれかに腫瘍などの圧排があり、上気道が狭窄もしくは閉塞している場合）、自発呼吸がある場合は、気切孔に酸素マスクを当てます。自発呼吸がない場合は、より緊急を要する状況です。気切孔にチューブが再挿入されないとバッグバルブマスクによる換気ができないため、それまでは口からバッグバルブマスクにて補助換気を行います。

> **ここをチェック**
> 自発呼吸がある場合は、口に酸素マスクを当てます。
> 自発呼吸がない（弱い）場合は、口からバックバルブマスクで補助換気を行います。

> **注意**
> 上気道狭窄であれば、少しは口からの換気が期待できます。
> しかし、上気道が完全閉塞されていたら、口からの換気は無効です。

2 ウィーニングできなくても気管切開しない場合もある

ウィーニングができない場合でも、すべての患者が気管切開の適応となるわけではありません。

患者の病態や予後、患者の意思をふまえ、気管切開が

図1 気管切開チューブの内筒と外筒

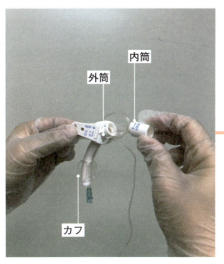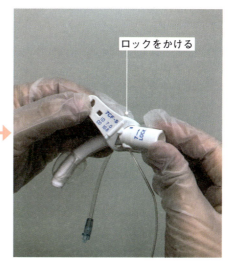

- 内筒を外して交換したら、必ずロックをかける（時計まわりに回すとロックがかかる）
- 現在の主流は内筒と外筒が分かれている複管タイプだが、単管タイプ（内筒と外筒が分かれていないもの）もあることに注意

図2 気切孔周囲の観察ポイント

- 出血の有無
- 感染徴候（発赤、熱感、腫脹、疼痛）の有無
- 滲出液の有無
- 滲出液の色・匂い・量
- 気管切開孔の大きさ（チューブとの隙間の有無）
- 気管切開チューブの位置（チューブが飛び出していないか）

患者にとっていちばんよい選択なのか、その患者ごとに医療チームで検討していくことが大切です。

検討のポイントは「気管切開によるデメリットが、メリットを上回るか」または「気管切開のメリットが、患者にとって意味のあることにつながるか」の2点です。

患者のさまざまなバックグラウンドによっても変わってくるので、患者・家族を交えて医療チームで十分、慎重に検討していく必要があります。

ここをチェック

患者が意思表示できない場合は、家族による代理意思に基づいて検討します →p.58。

例えば、意識障害からの回復の可能性がほとんどない状態で、予後も厳しい場合には、気管切開の手技自体が、患者にとって苦痛を伴う侵襲でしかないこともあります。一方、たとえ意識が戻らず予後が厳しい状況でも、挿管チューブが抜けることで、患者の苦痛緩和につながる場合もあります。

3 気管切開後、人工呼吸器を装着したまま退院するとき

　人工呼吸器からのウィーニングが困難な場合、気管切開後の次のステップとして、転院ではなく、人工呼吸器を装着したまま在宅療養へ移行する場合があります。
　そのためには、以下の準備が必要です。

■ 患者・家族と目標の共有

　患者・家族と「人工呼吸器を装着した状態で、自宅で生活する」という目標を共有します。そのうえで、自宅の状況や患者の生活スタイルの情報を収集する必要があります。

>
> **ここをチェック**
> 退院前に確認すべき情報
> ● 居住空間は何階か（一戸建て、マンション・アパート、エレベーターの有無）
> ● 自宅の間取り（人工呼吸器と吸引器、介護用ベッドの設置スペースの確保）
> ● 在宅でどのような生活をしたいか（どのような生活を思い描いているか）

■ 在宅用人工呼吸器の準備

　同じモードや設定値であっても、人工呼吸器の種類によって、若干の違いや使用できるモードが異なる場合があります。
　そのため、入院中に在宅用人工呼吸器を取り寄せ、実際に使用してみて、人工呼吸器の設定が患者に合っているか確認し、調整する必要があります。

>
> **あわせて知りたい**
> 　人工呼吸器設定の確認・調整は、臨床工学技士と協働して行います。

■ 家族への人工呼吸器管理に関する知識・技術の伝達

　家族が、在宅で安全に安心して介護できるよう、知識と技術を伝え、練習する場を設定します。
　ある程度、練習を重ねたら、退院に向けて外出や外泊を計画します。実際に経験することは、患者・家族の自信につながるだけでなく、課題が明確になって退院に向けてさらに状況を整えることも可能になります。

■ 在宅支援室やソーシャルワーカー（MSW）との連携

　在宅用人工呼吸器を使用する場合は、支援体制と療養環境を整える必要があります。在宅支援室のナースやMSW、担当のケアマネージャー等と協力して、在宅でのホームドクターや訪問看護師、ヘルパー、入浴サービスなど患者に合わせたサービスの導入を検討していきましょう。
　同時に、自宅の環境に合わせた改築や電源確保などの調整も進めます。

（山口庸子）

教えて！ 腹臥位って？

Q：どのような患者が対象となるの？
A：ARDSの患者（特に中等・重症）です。ARDSのガイドラインでは「成人ARDS患者に、腹臥位管理をすることが推奨（推奨の強さ：弱、エビデンスの確信性：低）」とされています。

Q：腹臥位管理を行うタイミングは？
A：ARDSと診断され、人工呼吸器を装着してから、より早期に実施するのが効果的です。

Q：腹臥位管理はどのくらいの長さで実施するの？
A：短時間では十分な効果が得られない可能性があるため、一定以上の長時間（約10時間以上）、実施する必要があります。この間、患者は深鎮静で管理されることになります。

Q：腹臥位管理をするために必要な環境は？
A：腹臥位管理に熟練したスタッフが必要です。腹臥位へ体位変換するときは、複数名のスタッフの確保が必要です。患者は深鎮静で管理されるため、ICUで行われます。安全かつ効果的に腹臥位管理を実施するためにはこれらの条件をクリアする必要があり、実施している施設がまだまだ限られているのが現状です。

腹臥位療法の実際

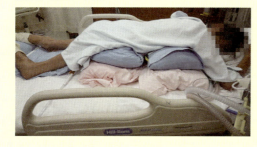
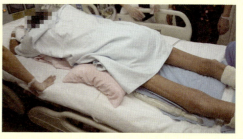

文献

1. 讃井將満，大庭祐二編：人工呼吸管理に強くなる．羊土社，東京，2011．
2. 3学会合同ARDS診療ガイドライン2016作成委員会：ARDS診療ガイドライン2016．総合医学社，東京，2016．

資料① おさえておきたい「肺機能検査」

■肺気量分画

　肺内に含まれる気体の量を「肺気量」といいます。肺気量は、スパイロメーターによる呼吸曲線（スパイログラム）として測定することができます。

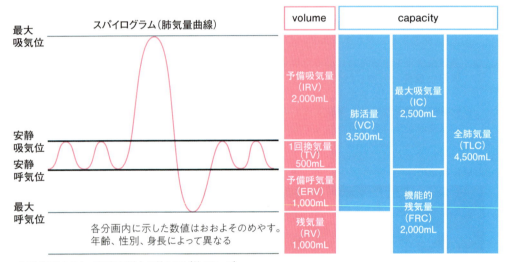

各分画内に示した数値はおおよそのめやす。年齢、性別、身長によって異なる

＊1回換気量のうち、死腔の割合は約30％（約150mL）

volume 呼吸レベルによる気量	予備吸気量（IRV） inspiratory reserve volume	安静の吸息後、さらに吸収されうる最大のガス量
	一回換気量（TV） tidal volume	1回の呼吸周期ごとに吸入、ないし呼出されるガス量
	予備呼気量（ERV） expiratory reserve volume	安静の呼息後、さらに吐き出される最大のガス量
	残気量（RV） residual volume	最大努力で呼出しても、なお肺内に残っているガス量
capacity 2つ以上の気量の和	肺活量（VC） vital capacity	予備吸気量＋1回換気量＋予備呼気量
	最大吸気量（IC） inspiratory capacity	予備吸気量＋1回換気量
	機能的残気量（FRC） functional residual capacity	予備呼気量＋残気量 ●安静呼気時に肺の中に残存しているガス量。呼気時にも肺胞に残ったガスでガス交換が行える
	全肺気量（TLC） total lung capacity	肺活量＋残気量

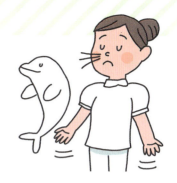

■肺活量と努力呼気曲線

肺活量は、通常の呼吸から最大吸気位まで息を吸い込み（＝予備吸気量）、その後、最大呼気位まで息を吐き出し（＝予備呼気量）、そのときの全呼気量を測定したものです。

努力呼気曲線は、最大吸気位からできるだけ速く一気に努力呼出して得られる呼吸曲線で、努力肺活量や1秒量などを計測します。

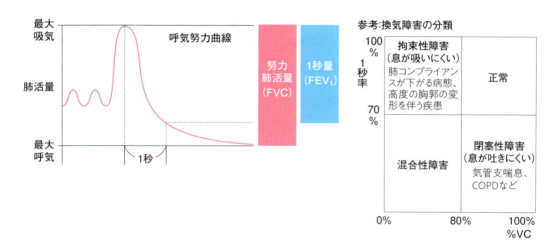

肺活量（VC） vital capacity	最大吸気後、最大呼気位まですべて吐き出した空気の量 ●基準値（成人）：男性3,000〜4,000mL、女性2,500〜3,500mL
％肺活量（％VC） % vital capacity	年齢・性別から算出された予測肺活量に対しての、実測肺活量の比率 ●計算式：（肺活量測定値÷予測肺活量）×100％ ●基準値：80％以上（80％未満は拘束性障害）
努力肺活量（FVC） forced vital capacity	最大吸気後、一気に呼出し、1秒量などを測定
1秒量（$FEV_{1.0}$） forced expiratory volume in one second	努力性呼気時（安静呼吸で、さらに最大限に息を吸い込み、力いっぱい努力して吐ききる空気量のこと）のうち、初めの1秒間での呼気量
1秒率（FEV_1/FVC、$\%FEV_{1.0}$） forced expiratory volume % in one second	努力性肺活量に対する1秒量の割合（1秒間にできるだけ早く吐き出したガス量が、努力肺活量の何％に相当するか） ●計算式：（1秒量÷肺活量）×100％ ●基準値：70％以上（70％未満は閉塞性障害） ＊息の通り道がどこかで狭くなっている場合、最初の1秒ではなかなか吐き出せず、ゆっくりしか吐き出せなくなるため、1秒率が低下する

資料② おさえておきたい「人工呼吸ケア」に

A

A/C
（アシスト コントロール）
assist/control ventilation

補助/調整換気
- アシスト（補助）とコントロール（調整）の両方を行える強制換気のモード
- 患者を休ませるのには最適

APRV
（エー ピー アール ブイ）
airway pressure release ventilation

気道圧開放換気
- 2相のCPAP（高圧相と低圧相）を使用するモード
- 高圧相では肺胞虚脱改善と酸素化を改善し、ごく短時間の低圧相では換気補助と内因性PEEPから肺胞虚脱防止を行う

ARDS
（エー アール ディー エス）
acute respiratory distress syndrome

急性呼吸窮迫症候群
- 心原性ではない肺水腫。急性発症、両側のびまん性の浸潤影を認め、酸素化障害（P/F比＜300）があるのが特徴
- 肺の換気面積が減る（baby lung）ので、高いPEEPと少ない一回換気量で管理し、高二酸化炭素は許容する（肺保護戦略）

A-aDO$_2$
（エー エー ディー オー ツー）
aleveolar - arterial oxygen tension difference

肺胞-動脈血酸素分圧較差
- 肺胞気と動脈血の酸素分圧の差で、酸素化の指標となる
- 正常値：10mmHg以下（空気中で）

B

BAL
（バル）
bronchoalveolar lavage

気管支肺胞洗浄
- 肺胞の細胞数や種類、肺疾患の診断などのために行う検査
- 気管支鏡で、気管支内に20〜100ml程度の生理食塩水を注入し、回収した液を用いて検査する

BE
（ベース）
base excess

過剰塩基
- 37℃、PaCO$_2$ 40mmHgのとき、1Lの血液のpHを7.4に戻すために必要な酸または塩基の量をmEq/Lで表したもの
- 基準値：0±2mmol/L
- BEがマイナスに傾けば代謝性アシドーシス、プラスに傾けば代謝性アルカローシスの要素が加わっていることを示す

BIPAP
（バイパップ）
biphasic positive airway pressure

二相性気道陽圧
- Evita®の換気様式（送気方法）
- APRVと同様の効果が得られる

BiPAP
（バイパップ）
bilevel positive airway pressure

BiPAPでのNPPV
- NPPVの機種名
＊Evita®の換気様式と名前が一緒なので混乱しないよう注意

関する略語

C

COPD （シー オー ピー ディー） chronic obstructive pulmonary disease	**慢性閉塞性肺疾患** ● 慢性気管支炎や肺気腫によって気道の閉塞性障害が生じる疾患 ● 吸い込んだ空気を十分に吐き出せない状態となる
CPAP （シーパップ） continuous positive airway pressure	**持続気道陽圧**（人工呼吸器のモード） ● 吸気・呼気を通して陽圧がかかっている状態（自発呼吸＋PEEP） ● 通常はPSを付加する
CaO_2 （シー エー オー ツー） arterial oxygen content	**動脈血酸素含量** ● 動脈血に含まれる酸素の量 ● 計算式：$1.34 \times Hb \times SpO_2 + 0.0031 \times PaO_2$

E

ECMO （エクモ） extracorporeal membrane oxygenation	**体外式膜型人工肺** ● 体外循環回路に遠心ポンプを用いて静脈（V）より脱血し、膜型人工肺で酸素化・二酸化炭素除去した血液を、動脈（A）または静脈（V）に送る方法
EIP （イー アイ ピー） end-inspiratory plateau	**吸気ポーズ**（プラトー、休止時間） ● 吸気と呼気の間の一瞬止まる時間 ● 肺胞はたくさんあり、それぞれ膨らみやすさが異なる。EIPを長くすると膨らみやすい肺胞から膨らみにくい肺胞へガスが移動するため、吸気ガスの不均衡分布が改善し、ガス交換の効率が上がる
E_TCO_2 （エンド タイダル） end tidal CO_2	**呼気終末期二酸化炭素分圧** ● 呼気終末期の呼気中CO_2分圧 ● $PaCO_2$とほぼ近似するが、通常2〜5Torr程度低い ● E_TCO_2の経時的な変化を曲線で表したのがカプノグラム
EPAP （イーパップ） expiratory positive airway pressure	**呼気気道陽圧** ● NPPVの呼気時に負荷する圧力 ● NPPVの場合、吸気時に付加する圧力をIPAPといい、IPAPとEPAPの圧力差がPSとなる

F

f
(エフ)
frequency

呼吸回数
- 正常：12〜18回/分
- 代謝性アシドーシスが進行すると呼吸数は早くなるので、急変を早期に知らせるバイタルサインの1つとして重要

F_IO_2
(エフ アイ オー ツー)
fraction of inspired O_2

吸入酸素濃度
- 空気中では21%（0.21）、純酸素は100%（1.0）
- 酸素毒性を考えて通常60%以下に設定することが推奨されている

H

HCO_3^-
(エイチ シー オー スリー)
bicarbonate ion

重炭酸イオン
- 代謝性に酸塩基平衡を調整するイオンで、腎臓でコントロールされる
- 減少するとアシドーシス、増加するとアルカローシスに傾く
- 正常値：24±2mEq/L

HME
(エイチ エム イー)
heat and moisture exchanger

人工鼻
- 人工呼吸器回路に組み込んで、乾燥した空気を加温・加湿しフィルターの働きをするもの
- 加温加湿器と一緒に使うのは目詰まりを起こすので禁忌

I

I:E ratio
(アイ イー ヒ)
inspiratory- expiratory ratio

吸気呼気時間比
- 吸気時間と呼気時間の比
- 正常：1:2（呼気時間が長い）

IMV
(アイ エム ブイ)
intermittent mandatory ventilation

間欠的強制換気
- 自発呼吸のなかに強制換気が間欠的に入る方法
- ＊現在では強制換気が自発に同調するモードSIMVになっている

IRV
(アイ アール ブイ)
inverse ratio ventilation

吸呼気逆転換気
- 自発呼吸がなく酸素化不全をきたしている患者に、I:E比を逆転させて、吸気時間延長による高圧相時間を増やして平均気道内圧を高く保つ換気方法

IPAP
(アイパップ)
insoiratory positive airway pressure

吸気気道陽圧
- NPPVの吸気時に負荷する圧力
- NPPVの場合、呼気時に付加する圧力をEPAPといい、IPAPとEPAPの圧力差がPSである

L

Lac
(ラクテート)
lactate

乳酸
- 組織の低酸素による嫌気性代謝で産生される。半減期は約15分
- 正常値：0.5-1.6mmol/L

M

MV
(エム ブイ)
minute volume

分時換気量
- 1分間に換気する量
- 計算式：1回換気量×呼吸回数
- 早く浅い呼吸では分時換気量は一緒でも肺胞換気量は少なくなる

N

NO
(エヌ オー)
nitric oxide

一酸化窒素
- 強力な平滑筋拡張物質
- 体血管拡張には作用せず肺血管のみを選択的に拡張させるため、肺高血圧症の治療に使用されることがある

NPPV
(エヌ ピー ピー ブイ)
noninvasive positive pressure ventilation

非侵襲的陽圧換気
- マスクで一定の圧・量の空気を肺に送る非侵襲的な人工呼吸療法
- 長所：挿管しないため、会話や飲水なども可能であり、鎮静をかける必要がない
- 短所：マスクの圧迫や押される空気による不快感などがある

P

PCPS
(ピー シー ピー エス)
percutaneous cadiopulmonary support

経皮的心肺補助
- ECMO参照
- V-A ECMO（静脈脱血→動脈送血）のこと

PCV
(ピー シー ブイ)
pressure control ventilation

圧規定式換気
- 吸気時間内、設定した圧を保つ強制換気のモード
- 肺には優しいが低換気に注意

PE
(ピー イー)
pulmonary embolism

肺塞栓
- 静脈や心臓に形成された血栓が急激に肺動脈を閉塞し、呼吸不全と循環不全を引き起こす疾患

PEEP
(ピープ)
positive end- expiratory pressure

呼気終末陽圧
- 呼気の気道内圧がゼロにならないように一定の圧をかけることで、肺胞の虚脱を防止し、酸素化を改善する付加機能
- 全てのモードに付加できる

P/F ratio
(ピー エフ レシオ)
PaO_2/F_iO_2 ratio

P/F比（酸素化指数）
- 肺の酸素可能を評価する指標
- 300以下は悪い

PH
(ピー エイチ)
pulmonary hypertention

肺高血圧症
- 肺動脈圧（心臓から肺に血液を送るための血管の圧）が高くなることで、心臓と肺の機能障害をもたらす状態

略語	意味・解説
pH （ピーエイチ、ペーハー） pondus hydrogenii	水素イオン指数 ● 体内でさまざまな代謝が正常に行われるための血液の状態 ● 正常：7.4 ± 0.05 ● 低下することをアシデミア、上昇することをアルカレミアという。普通は代償反応が起こり逸脱しない
PIP （ピー アイ ピー） peak inspiratory pressure	最高気道内圧 ● 呼吸周期で最も高い気道内圧 ● 40cmH$_2$Oを超えると圧外傷のリスクが高くなる
PRVC （ピー アール ブイ シー） pressure regulated volume control	圧制御従量式換気 ● VCとPCのいいとこ取りをしたような設定で、量と圧の両方をコントロールする ● 換気量を保証しながら、できるだけ低い吸気圧力になる流量パターンを人工呼吸器が自動で選択してくれる換気法 ＊Puritan Bennett™ のVC+はPRVCのこと
PSV （ピー エス ブイ） pressure support ventilation	圧規定換気 ● 患者の吸気努力により吸気が開始され（患者トリガー）、設定した圧まで吸気圧を維持する自発呼吸の換気モード ● 吸気時間、一回換気量、呼吸回数は患者次第なので同調性が良い
PaCO$_2$ （ピー エー シー オー ツー） partial pressure of arterial carbon dioxide	動脈血二酸化炭素分圧 ● 動脈血中の二酸化炭素の分圧 ● 動脈血ガス分析で測定でき、換気の指標になる ● 正常値：40 ± 5mmHg
PaO$_2$ （ピー エー オー ツー） partial pressure of arterial oxygen	動脈血酸素分圧 ● 動脈血中の酸素の分圧 ● 動脈血ガス分析で測定でき、酸素化の指標になる ● 正常値：80〜100mmHg。

R

略語	意味・解説
RSBI （アール エス ビー アイ） rapid shallow breathing index	浅速換気指数 ● 呼吸回数を一回換気量（L）で割ったもの ● 自発呼吸時の換気不全・呼吸不全の指標として用いる ● 100〜105以上では人工呼吸器の離脱は難しく、持続すると呼吸筋疲労が進行する

S

略語	意味・解説
SBT （エス ビー ティー） spontaneous breathing trial	自発呼吸トライアル ●「人工呼吸器を外しても自分で呼吸を保てるか」のテスト ● 30〜120分間行って評価する
SIMV （エス アイ エム ブイ） synchronized intermittent mandatory ventilation	同期式間欠的強制換気 ● 患者の吸気努力をトリガーして、設定した換気回数分だけ、自発呼吸と同調して強制換気を行う ● 強制換気はPCもVCも設定可能 ● 設定回数以上は自発のサポート換気を行う

S mode （エス モード） spontaneos mode	自発呼吸検出モード ● NPPVのモード。自発呼吸のみIPAP圧で補助し、自発呼吸がない場合は換気補助を行わない	
S/T mode （エス ティー モード） spontaneous/ timed mode	自発呼吸検出および予定時間モード ● NPPVのモード。自発呼吸がある場合はSモード、自発呼吸が一定時間ない場合はTモードで換気補助する	
SaO₂ （エス エー オー ツー） arterial oxygen saturation	動脈血酸素飽和度 ● 血液ガス分析で測定した動脈血酸素飽和度 ● Hbがどのくらいの割合で酸素と結合しているかを示す	
SpO₂ （サット、サチュレーション、エス ピー オー ツー） saturation of percutaneous oxygen	末梢動脈血酸素飽和度 ● 経皮的にパルスオキシメーターで測定した動脈血酸素飽和度 ● SaO₂を推定するが、マニキュアや体動、極度の循環不全などでは測定できないこともある	
SvO₂ （エス ブイ オー ツー） mixed venous oxygen saturation	混合静脈血酸素飽和度 ● 肺でのガス交換、心拍出量、ヘモグロビン値、細胞組織での酸素消費が関与し、酸素の需要と供給のバランスの把握ができる ● 正常値：75％以上 ● 60％未満では、酸素供給量の不足または酸素消費量の増大を疑う	

T

T mode （ティーモード） timed mode	予定時間モード（NPPVのモード） ● 自発呼吸に関係なく、設定換気回数、設定吸気時間で強制的に換気補助を行う	
TV （タイダル） tidal volume	一回換気量 ● 一回の呼吸運動（呼気と吸気）で気道・肺に出入りするガス量 ● 単位はmLで、呼吸器の初期設定では予測体重×8mL程度で設定	

V

VALI （ヴァリ） ventilator- associated lung injury	人工呼吸関連肺傷害 ● 人工呼吸に併発する種々の肺損傷 ● 機序によって4つに分類される	
VAP （ヴァップ） ventilator-associated pneumonia	人工呼吸器関連肺炎 ● 気管挿管による人工呼吸器開始48時間以降に発生する肺炎 ● 挿管チューブを留置することにより、細菌が下気道に侵入することで発症 ● 予防にはVAP予防バンドルケアが推奨	
VCV （ブイ シー ブイ） volume control ventilation	量規定式換気 ● 設定した量を保つ強制換気のモード ● 換気量は保証されるが、気道内圧の上昇に注意	

VD （ブイ ディー） volume of dead air space	**死腔** ●気道のうち、解剖学的に肺胞が存在しないためガス交換には直接関与しない、鼻腔から終末細気管支までのスペース ●150mL程度
V̇/Q̇ （ブイ キュー） ventilation- perfusion ratio	**換気血流比** ●肺胞換気と肺毛細血管血流量の間のバランス ●このミスマッチが起きると酸素化が悪化する（換気血流比不均衡：V̇/Q̇ミスマッチ）
VA （ブイ エー） alveolar ventilation	**肺胞換気量** ●有効な換気量 ●計算式：（一回換気量−死腔換気量）×呼吸回数
VE （ブイ イー） expiratory volume	**呼気分時換気量** ●1分間に換気する量 ●計算式：1回換気量×呼吸回数 ●早く浅い呼吸では分時換気量は一緒でも肺胞換気量は少なくなる ●リークを検出するには、呼気の分時換気量を測定するほうが安全

W

WOB （ダブル オー ビー） work of breating	**呼吸仕事量** ●呼吸運動により換気が行われるときに必要なエネルギー ●呼吸の深さ、呼吸の速さ、気道抵抗の増加、肺コンプライアンスの低下などで増大

索引

和文

あ
- アウトレット……………… 66
- 握雪感………………………… 93
- アシドーシス………………… 97
- 圧外傷…………………… 71,79
- 圧損傷………………………… 25
- 圧トリガー……………… 55,83
- アラーム……………………… 74
- アルカローシス……………… 97
- アンカーファスト……… 42,115

い
- 意思決定支援………………… 58
- 異常音………………………… 68
- 痛み………………………… 137
- ――の性質………………… 122
- ――の評価………………… 121
- 一時的気管孔………………… 81
- 一回換気量……………… 3,25
- 陰圧式人工呼吸器…………… 16
- 咽頭けいれん……………… 156

う
- ウィーニング…………… 146,152
- ――プロトコル………… 149
- ウォータートラップ………… 20

え
- エアウェイ………………… 153
- 永久気管孔…………………… 81

お
- 横隔膜麻痺…………………… 91
- オートトリガー……………… 85

か
- 咳嗽………………………… 153
- 快の記憶…………………… 160
- 開放式吸引………………… 104
- 回路…………………………… 20
- ――内の貯留水………… 66,86
- ――の点検………………… 66
- 加温加湿器……………… 20,66
- 下顎呼吸……………………… 89
- 下気道………………………… 6
- 拡散…………………………… 12
- ――障害…………………… 14
- 覚醒不良…………………… 156
- 荷重側肺障害…………… 95,101
- ガス運搬……………………… 14
- ガス源………………………… 18
- ガス交換……………………… 12
- 家族………………………… 134
- 片肺挿管…………… 38,90,93

か(続き)
- 過度の鎮静………………… 124
- カフ圧の確認………………… 70
- カプノメーター…………… 38,96
- カフリークテスト……… 151,153
- 空焚き防止…………………… 66
- 換気…………………………… 11
- ――回数…………………… 52
- ――設定指示書…………… 67
- ――不良………………… 166
- ――モード………………… 22
- ――量……………………… 3
- 患者トリガー………………… 55
- 陥没呼吸……………………… 90

き
- 奇異呼吸……………………… 90
- 記憶の再構築……………… 162
- 気管吸引……………… 80,103
- 気管支喘息発作……………… 73
- 気管支ファイバー…………… 80
- 気管切開…………………… 164
- ――チューブ…………… 81,93
- 気管挿管……………………… 30
- ――の介助………………… 34
- 気胸……………………… 77,91,98
- 気道・肺損傷………………… 20
- 気道狭窄音………………… 156
- 気道抵抗の増加……………… 84
- 気道内圧加減アラーム……… 80
- 気道内圧上昇アラーム……… 80
- 気道内圧波形………………… 82
- 気道粘膜損傷……………… 104
- 気道浮腫……………………… 80
- 気道分泌物…………………… 93
- 気道閉塞…………………… 156
- 吸引圧……………………… 104
- 吸引チューブ……………… 109
- 吸引付き歯ブラシ………… 111
- 吸気回路……………………… 20
- 吸気時間……………………… 53
- 吸気努力……………………… 83
- 吸気ポーズ…………………… 2
- 救急カート…………………… 30
- 吸気流速……………………… 53
- 吸気流量不足………………… 87
- 吸入酸素濃度………………… 55
- 胸鎖乳突筋…………………… 90
- 胸水…………………………… 98
- 強制換気………………… 22,83
- 強制換気回数………………… 52
- 緊急気管切開………………… 44
- 筋弛緩薬……………………… 32
- 緊張性気胸……………… 78,79

く
- 区域気管支…………………… 6

け
- 駆動源………………………… 18
- グラフィック……… 44,82,103

け
- 計画外抜去…………… 96,115
- 頸髄損傷……………………… 91
- 傾眠傾向…………………… 153
- ケタミン……………………… 32
- 血圧低下………………… 75,79
- 血液ガス……………………… 96
- 結露…………………………… 86

こ
- 口渇………………………… 138
- 口腔・咽頭損傷……………… 30
- 口腔吸引……………………… 36
- 口腔ケア…………………… 110
- 喉頭鏡………………………… 34
- 喉頭原音…………………… 143
- 誤嚥…………………… 153,156
- 呼気回路……………………… 20
- 呼気抵抗の増加……………… 91
- 呼気分時換気量下限アラーム… 80
- 呼吸音……………………… 156
- 呼吸回数…………… 2,25,156
- 呼吸困難…………… 91,99,137
- 呼吸努力……………………… 89
- 呼吸のアセスメント………… 89
- 呼吸パターン………………… 90
- 呼吸不全………………… 91,96
- 呼吸補助筋…………………… 90
- コフピークテスト……… 151,153
- コミュニケーション……… 140
- コンプライアンスの変化…… 88

さ
- 再挿管………… 115,152,153,156
- 最大吸気流速………………… 53
- 在宅用人工呼吸器………… 168
- 嗄声…………………………… 80
- サポート換気………………… 22
- 酸素化………………………… 13
- ――能……………………… 97
- 酸素配管……………………… 18

し
- シーソー呼吸………………… 91
- ジェノグラム………………… 59
- 死腔換気量…………………… 3
- 視診……………………… 69,89
- 実測値………………………… 44
- 自発呼吸………………… 22,83
- 自発モード…………………… 23
- 斜角筋………………………… 90
- ジャクソンリース…………… 68
- シャント……………………… 14

179

縦隔気腫	77
出血	109
上気道狭窄	154,156
上気道閉塞	91
使用中の点検	64
静脈還流の低下	75
蒸留水残量	66
触診	93
褥瘡予防	100
食道挿管	38
人工鼻	20
心拍出量減少	27,75,79

す
スタイレット	34
ステロイド	154
スニッフィングポジション	36

せ
声門	4
舌根沈下	153
設定画面	48
設定の確認	67
洗口液	111
全身への影響	75
せん妄	128

そ
挿管困難	30
挿管チューブ	98
──の位置確認	38
──の固定	80
──の留め直し	114
送気方法	51
早期モビライゼーション	132
僧帽筋	90
ソーシャルワーカー	168

た
ターミネーション感度	55
第一印象	89
体位ドレナージ	101
体位変換	100
立ち上がり感度	55
痰詰まり	20,153

ち
チアノーゼ	89
窒息	20
中央配管システム	66
チューブエクスチェンジャー	107
チューブの狭窄	80
チューブのくもり	38
チューブの固定	39
チューブの抜去	80
長期人工呼吸	164

聴診	69,94
鎮静	124
──薬	32,124
鎮痛	121
──薬	32,124

て
低換気	25
低酸素血症	30,96
テープによる固定	39
適切な記憶の構築	162
デクスメデトミジン	128
鉄の肺	16

と
トラブル対応	68
トリガー	22
──感度	79,86

な―の
内因性PEEP	85
日常生活動作	132
尿量減少	75
ノイズ	140
脳圧上昇	75

は
肺炎	20,95,153
肺機能検査	30
肺虚脱	109
肺区域	6
肺損傷	25
排痰	101
排痰体位	101
バイトブロック	80
肺胞換気	97
──量	3
肺胞虚脱	109
肺胞低換気	14
肺胞破裂	77
肺保護戦略	71
肺葉	6
抜管	152
バッグバルブマスク	68,81
パルスオキシメーター	96
バンドルケア	118

ひ
皮下気腫	93
髭剃り	115
非常用電源	66
非心原性肺水腫	71
皮膚トラブル	157
非ベンゾジアゼピン系	128
表情	89
鼻翼呼吸	89

ふ
ファイティング	79
不安	137
フィルターの汚染	67
フェンタニル	32,128
不快な記憶	160
副雑音	103
腹斜筋	91
腹直筋	91
浮腫	89
不同調	79
不眠	137
プラトー圧	84
プラトー時間	52
ブレード	34
フロートリガー	55,83
プロポフォール	32,128
分時換気量	3,52

へ
閉鎖式吸引	104
閉塞性ショック	78

み―も
ミストリガー	86
無気肺	90,93,95,98,109
無呼吸	153
むせ込み	103
妄想的記憶	161
モード	49

よ
陽圧式人工呼吸器	17
容量損傷	71
容量波形	82
予測体重	25

ら―ろ
ラトリング	93,103
リーク	66,77,85
──の防止	70
リドカイン	34
流量波形	82
ループ	87
ロクロニウム	32
肋間筋	8

欧文その他

A
A/C	22,49,147
$A-aDO_2$	13
ABCDEFバンドル	118
abovePEEP	51

ADL拡大 ……………………… 165	ICDSC ………………………… 129	SAS …………………………… 126
APRV …………………………… 50		SAT …………………………124,149
ARDS ………………………… 50,71	**M・N**	SBT …………………………124,149
auto PEEP ………… 53,72,79,85	MDRPU ……………………… 114	sedation vacation …………… 149
	NPPV …………………… 72,156	SIMV ……………………… 24,147
B・C	NRS …………………………… 121	SpO_2 ………………14,26,96,156
BPS …………………………… 122		──低下 ………………… 103
CAM-ICU …………………… 129	**P**	SPONT ……………………… 147
CaO_2 ………………………… 14	P/F比 ……………………… 13,97	
CMV …………………………… 22	P-Vループ …………………… 88	**V**
COPD急性増悪 ……………… 72	$PaCO_2$ ………………… 12,25,97	$\dot{V}/\dot{Q}$ミスマッチ ………………… 14
CPAP ………………………… 147	P_AO_2 ………………………… 13	VALI ……………………… 27,77
CPOT ………………………… 122	PaO_2 ……………………13,96,97	VALUE ……………………… 134
	PC（PCV）……………… 25,51,53	VAP …………………… 27,76,110
D−I	PEEP ………………………… 54	──予防 ………………… 101
DIS …………………………… 149	pH ……………………………… 97	VAS …………………………… 121
DNAR指示 …………………… 61	PICS ………………………… 134	VC（VCV）……………… 25,51,53
DO_2 …………………………… 15	PS ……………………………… 23	VC+（PRVC）………………… 24
E_TCO_2 ……………………… 38,96	PTSD ………………………… 124	
F-Vループ …………………… 88		**その他**
F_IO_2 ……………………… 26,97	**R・S**	5点聴診 ……………………… 38
HFNC ………………………… 158	RASS ………………………… 126	

人工呼吸ケア　はじめの一歩

2019年12月16日　第1版第1刷発行	編　著	坂木　孝輔
	発行者	有賀　洋文
	発行所	株式会社 照林社
		〒112-0002
		東京都文京区小石川2丁目3-23
		電話　03-3815-4921（編集）
		03-5689-7377（営業）
		http://www.shorinsha.co.jp/
	印刷所	共同印刷株式会社

●本書に掲載された著作物（記事・写真・イラスト等）の翻訳・複写・転載・データベースへの取り込み、および送信に関する許諾権は、照林社が保有します。
●本書の無断複写は、著作権法上での例外を除き禁じられています。本書を複写される場合は、事前に許諾を受けてください。また、本書をスキャンしてPDF化するなどの電子化は、私的使用に限り著作権法上認められていますが、代行業者等の第三者による電子データ化および書籍化は、いかなる場合も認められていません。
●万一、落丁・乱丁などの不良品がございましたら、「制作部」あてにお送りください。送料小社負担にて良品とお取り替えいたします（制作部 ☎ 0120-87-1174）。

検印省略（定価はカバーに表示してあります）
ISBN978-4-7965-2475-9
©Kosuke Sakaki/2019/Printed in Japan